面向人民健康
提升健康素养

相约健康百科丛书

U0245402

面向人民健康
提升健康素养

相约健康百科丛书

康养康复系列

居家康养康复怎么办

主 编 ≶ 陈作兵 胡大一

人民卫生出版社
·北 京·

本书编委会

主　　编　　陈作兵　胡大一

副 主 编　　黎　健　王雪强　王华芬

编　　者　　（按姓氏笔画排序）

万　里　南京医科大学第一附属医院

马　明　东南大学附属中大医院

王华芬　浙江大学医学院附属第一医院

王雪强　温州医科大学附属第二医院

冯丽君　浙江大学医学院附属邵逸夫医院

刘晓丹　上海中医药大学

许志生　浙江大学医学院附属第一医院

李奎成　山东第二医科大学康复医学院

杨　芳　浙江中医药大学

吴　伟　中山大学孙逸仙纪念医院

吴　鸣　中国科学技术大学附属第一医院（安徽省立医院）

吴丹冬　重庆医科大学附属第一医院

汪桂琴　郑州大学第五附属医院

张妙媛　中南大学湘雅二医院

陆蓉蓉　复旦大学附属华山医院

陈作兵　浙江大学医学院附属第一医院

林　坚　浙江医院

孟萍萍　青岛大学附属医院

胡大一　北京大学人民医院

钱　怡　南方医科大学卫生管理学院

蒋松鹤　温州医科大学附属第二医院

黎　健　北京医院

学术秘书　　许志生　浙江大学医学院附属第一医院

陈竺院士
说健康

总　序

人民健康是现代化最重要的指标之一，也是人民幸福生活的基础。党的二十大报告明确到 2035 年建成健康中国。社会各界，尤其是全国医疗卫生工作者，要坚持以人民为中心的发展思想，把保障人民健康放在优先发展的战略位置，加快推进健康中国建设，全方位全周期保障人民健康，为实现"两个一百年"奋斗目标、实现中华民族伟大复兴的中国梦打下坚实的健康基础，为共建人类卫生健康共同体作出应有的贡献。

为助力健康中国建设，提升人民健康素养，人民卫生出版社（以下简称"人卫社"）联合相关学（协）会、平台、媒体共同策划，整合各方优势、创新传播途径，打造高质量的纸数融合立体化传播健康知识普及出版物《相约健康百科丛书》（以下简称"丛书"）。丛书通过图书、新媒体、互联网平台等全媒体，努力为人民群众提供全生命周期的健康知识服务。在深入了解丛书的策划方案、组织管理和工作安排后，我欣然接受了邀请，担任丛书专家指导委员会主任委员，主要基于以下考虑。

建设健康中国，人人享有健康。党的十八大以来，以习近平同志为核心的党中央一直高度重视、持续推动健康中国建设。2016 年党中央、国务院印发的《"健康中国 2030"规划纲要》指出，推进健康中国建设，是全面建成小康社会、基本实现社会主义现代化的重要基础，是全面提升中华民族健康素质、实现人民健康与经济社会协调发展的国家战略。健康中国的主题是"共建共享、全民健康"，共建共享是基本路径，

全民健康是根本目的。人人参与、人人尽力、人人享有，实现全民健康，需要全社会共同努力。党的二十大对新时代新征程上推进健康中国建设作出新的战略部署，赋予了新的任务使命，提出"把保障人民健康放在优先发展的战略位置，完善人民健康促进政策"。丛书建设抓住了健康中国建设的核心要义。

提升健康素养，需要终身学习。健康素养是人的一种能力：它能够帮助个人获取和理解基本的健康信息和服务，并能运用其作出正确的判断和决定，以维持并促进自己的健康。2008 年 1 月，卫生部发布《中国公民健康素养——基本知识与技能（试行）》，首次以政府文件的形式界定了居民健康素养，我很高兴签发了这份文件。此后，我持续关注该工作的进展和成效。经过多年的不懈努力，我国健康素养促进工作蓬勃发展，居民健康素养水平从 2009 年的 6.48% 上升至 2021 年的 25.4%，人民健康状况和基本医疗卫生服务的公平性、可及性持续改善，主要健康指标居于中高收入国家前列，为以中国式现代化全面推进中华民族伟大复兴奠定了坚实的健康基础。健康素养需要持续地学习和养成，丛书正是致力于此。

健康第一责任人，是我们自己。2019 年 12 月，十三届全国人大常委会第十五次会议通过了《中华人民共和国基本医疗卫生与健康促进法》，该法第六十九条提出"公民是自己健康的第一责任人，树立和践行对自己健康负责的健康管理理念，主动学习健康知识，提高健康素养，加强健康管理。倡导家庭成员相互关爱，形成符合自身和家庭特点的健康生活方式。"从国家法律到健康中国战略，都强调每个人是自己健康的第一责任人。只有人人都具备了良好的健康素养，成为自己健康的第一责任人，健康中国才有了最坚实的基础。丛书始终秉持了这一理念，能够切实帮助读者承担起自己的健康责任。

接受丛书编著邀请后，我多次听取了丛书工作委员会和人卫社的汇报，提出了一些建议，并录制了"院士说健康"视频。我很高兴能以此项工作为依托，为人民健康多做些有意义的工作。丛书工作委员会和人卫社的同仁们一致认为，这件事做好了，对提高国民特别是青少年健康素养意义重大！

2022 年 11 月，在丛书启动会议上，我提出丛书建设要做到心系于民、科学严谨、质量第一、无私奉献四点希望。2023 年 9 月，丛书"健康一生系列"正式出版！丛书建设者们高度负责、团结协作，严谨、创新、务实地推进丛书建设，让我对丛书即将发挥的作用充满了信心，也对健康科普工作有了更多的思考。

一是健康科普工作需把社会责任放在首位。丛书为做好顶层设计，邀请一批院士担任专家指导委员会的成员。院士们的本职工作非常繁忙，但他们仍以极高的热情投入丛书建设中，指导把关、录制视频，担任健康代言人，身体力行地参与健康科普工作。全国广大医务工作者也要积极行动起来，把社会责任放在首位，践行习近平总书记提出的"科技创新、科学普及是实现创新发展的两翼"之工作要求，把健康科学普及放在与医药科技创新同等重要的位置，防治并重，守护人民健康。

二是健康科普工作应始终心系于民。健康科普需要找准人民群众普遍关心的健康问题，有针对性地开展工作，方能事半功倍。丛书每一个系列都将开展健康问题征集活动，"健康一生系列"收集了两万余个来自大众的健康问题，说明人民群众的健康需求是旺盛的，对专家解答是企盼的。丛书组织专家对这些问题进行了认真的整理、分析和解答，并在正式出版前后组织群众试读活动，以不断改进工作，提升质量，满足人民健康需求，这些都是服务于民的重要体现。丛书更是积极尝试应用新

技术新方法，为科普传播模式创新赋能，强化场景化应用，努力探索克服健康科普"知易行难"这个最大的难题。

三是健康科普工作须坚持高质量原则。高质量发展是中国式现代化的本质要求之一。健康科普工作事关人民健康，须遵从"人民至上、生命至上"的理念，把质量放在最重要的位置，以人民群众喜闻乐见的方式，传递科学的、权威的、通俗易懂的健康知识，要在健康科普工作中塑造尊重科学、学习科学、践行科学之风，让"伪科学""健康谣言""假专家"无处遁形。丛书工作委员会、各编委会坚持了这一原则，将质量要求落实到每一个环节。

四是健康科普工作要注重创新。不同的时代，健康需求发生着变化，健康科普方式也应与时俱进，才能做到精准、有效。丛书建设模式创新也是耳目一新，比如立足不同的应用场景，面向未来健康需求的无限可能，设计了"1+N"的丛书系列开放体系，成熟一个系列就开发一个；充分发挥专业学（协）会和权威专家作用，对每个系列的分册构建进行充分研讨，提出要从健康科普"读者视角"着眼，构建具有中国特色的国民健康知识体系；精心设计各分册内容结构和具有中华民族特色的系列 IP 形象；针对人民接受健康知识的主要渠道从纸媒向互联网转移的特点，设计纸数融合图书与在线健康知识问答库结合，文字、图片、视频、动画等联动的全媒体传播模式，全方位、全媒体、全生命周期服务人民健康等。

五是健康科普工作需要高水平人才队伍。人才是所有事业的第一资源。丛书除自身的出版传播外，着眼于健康中国建设大局，建立编写团队组建、遴选与培养的系列流程，开展了编写过程和团队建设研究，组建来自全国，老、中、青结合的高水平编者团队，且每个分册都通过编写过程的管理努力提升作者的健康科普能力。这项工作非常有意义。希望未来，越来越多的卫生健康工作者能以高度的社会责任感、职业使命感，以无私奉献的精神参与到健康科普工作中，以更多更好的健康科普精品，服务人民健康。

衷心希望，通过驰而不息的建设，丛书能让健康中国、健康素养、健康第一责任人的理念深入人心，并转化为建设健康中国的重要动力，成为国民追求和促进健康的重要支撑。

衷心希望，能以大型健康科普精品丛书为依托，培养一支高水平的健康科普作者队伍，增强文化自信的建设力量，从而更好地为中华民族现代文明贡献健康力量。

衷心希望，读者朋友们积极行动起来，认真汲取《相约健康百科丛书》中的健康知识，把它们运用到自己的生活里，让自己更健康，也为健康中国建设作出每个公民的贡献！

中国红十字会会长
中国科学院院士
丛书专家指导委员会主任委员

2023 年 7 月

相约健康百科丛书

出版说明

健康是幸福生活最重要的指标，健康是 1，其他是后面的 0，没有 1，再多的 0 也没有意义。提升健康素养，是提高全民健康水平最根本、最经济、最有效的措施之一。党的二十大报告要求，加强国家科普能力建设，深化全民阅读活动。习近平总书记指出，科技创新、科学普及是实现创新发展的两翼，要把科学普及放在与科技创新同等重要的位置。在这一重要指示精神的指引下，人民卫生出版社（以下简称"人卫社"）努力探索让科学普及这"一翼"变得与科技创新同样强大，进而助力创新型国家建设。经过深入调研，团结广大医学科学家、健康传播专家、学（协）会、媒体、平台，共同策划出版《相约健康百科丛书》（以下简称"丛书"）。

为了帮助读者更好地了解和使用丛书，特将出版相关情况说明如下。

一、丛书建设目标

丛书努力实现五个建设目标，即：高质量出版健康科普精品，培养优秀的健康科普团队，创新数字赋能传播模式，打造知识共建共享平台，最终提升国民健康素养，服务健康中国行动落实和中华民族现代文明建设。

二、丛书体系构建

1. 丛书各系列分册设计遵从人民至上的理念，突出读者健康需求和

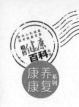

视角。各系列的分册设计经过多轮专家论证、读者健康需求调研，形成从读者需求入手进行分册设计的共识，更好地与读者形成共鸣，让读者愿意读、喜欢读，并能转化为自身健康生活方式和行为。

比如，丛书第一个系列"健康一生系列"，既不按医学学科分类，也不按人体系统分类，更不按病种分类，而是围绕每个人在日常生活中会遇到的健康相关问题和挑战分类。这个系列分别针对健康理念养成，到人生面临的生、老、病问题，再到每天一睁眼要面对的食、动、睡问题，最后到更高层次的养、乐、美问题，共设立 10 个分册，分别是《健康每一天》《健康始于孕育》《守护老年健康》《对疾病说不》《饮食的健康密码》《运动的健康密码》《睡眠的健康密码》《中医养生智慧》《快乐的健康密码》和《美丽的健康密码》。

2. 丛书努力构建从健康知识普及到健康行为指导的全生命周期全媒体的健康知识服务体系。依靠权威学（协）会和专家的反复多次研究论证，从读者的健康需求出发，丛书构建了"1+N"系列开放体系，即以"健康一生系列"为"1"；以不同人群、不同场景的不同健康需求或面临的挑战为"N"，成熟一个系列就开发一个系列。"主动健康系列""应急急救系列""就医问药系列""康养康复系列"，以及其他系列将在"十四五"期间陆续启动和出版。

3. 丛书建设有力贯彻落实"两翼论"精神，推动健康科普高质量创新发展。丛书除自身的出版传播外，还建立编写团队组建、遴选与培养的系列流程，开展了编写过程和团队建设研究，组建来自全国，老、中、青结合的高水平编者团队，并通过编写过程的管理努力提升作者的健康科普能力。丛书建设部分相关内容还努力申报了国家"十四五"主动健康和人口老龄化科技应对重点专项；以"《相约健康百科丛书》策划出版为基础探索全方位、立体化大众科普类图书出版新模式"为题，成功获得人卫研究院创新发展研究项目支持。

三、丛书创新特色

1. 体现科学性、权威性、严谨性。为做好丛书的顶层设计、项目实施和编写出版工作，保障科学性，成立丛书专家指导委员会、工作委员会和各分册编委会。

第十二届、十三届全国人大常委会副委员长，中国红十字会会长陈竺院士担任丛书专家指导委员会主任委员，国家卫生健康委员会副主任李斌、中国计划生育协会常务副会长于学军、中华预防医学会名誉会长王陇德院士、中国健康促进基金会荣誉理事长白书忠等担任副主任委员，三十余位院士应邀担任委员。专家们积极做好丛书顶层设计、指导把关工作，录制"院士说健康"视频，审阅书稿，甚至承担具体编写工作……他们率先垂范，以极高的社会责任感投入健康科普工作，为全国医务工作者参与健康科普工作树立了榜样。

人民卫生出版社、中国健康促进基金会、中国计划生育协会、中华预防医学会、中国科普研究所、全国科学技术名词审定委员会、健康报社、新华网客户端《新华大健康》等机构负责健康科普工作的领导和专家组成了丛书工作委员会，并成立了丛书工作组，形成每周例会、专题会、组建专班等工作机制，确保丛书建设的严谨性和高质量推进。

各系列各分册编委会均由相关学（协）会、医学院校、研究机构等领域具有卓越影响力的专家组成。专家们面对公众健康需求迫切，但优秀科普作品供给不足、科普内容良莠不齐的局面，均以极大的热忱投入丛书建设与编写工作中，召开编写会、审稿会、定稿会等各类会议，对架构反复研究，对内容精益求精，对表达字斟句酌，为丛书的科学性、

权威性和严谨性提供了可靠保证。

2. 彰显时代性、人民性、创新性。习近平总书记在文化传承发展座谈会上发表重要讲话，强调"在新的起点上继续推动文化繁荣、建设文化强国、建设中华民族现代文明，是我们在新时代新的文化使命"。丛书以"同中国具体实际相结合、同中华优秀传统文化相结合"理念为指导，彰显时代性、人民性、创新性。

丛书高度重视调查研究工作，各个系列都会开展面向全社会的问题征集活动，并将征集到的问题融入各个分册。此外，在正式出版前后都专门开展试读工作，以了解读者的真实感受，不断调整、优化工作思路和方法，实现内容"来自人民，根植人民，服务人民"。

在丛书整体设计和 IP 形象设计中，力求用中国元素讲好中国健康科普故事。丛书在全程管理方面始终坚持创新，在书稿撰写阶段，即采用人卫投审稿平台数字化编写方式，从源头实现"纸数融合"。在图书编写过程中，同步建设在线知识问答库。在图书出版后，实现纸媒、电子书、音频、视频同步传播，为不同人群的不同健康需求提供全媒体健康知识服务。

3. 突显全媒性、场景性、互动性。丛书采取纸电同步方式出版，读者可通过数字终端设备，如电脑、手机等进行阅读或"听书"；同时推出配套数字平台服务，读者可通过图书配套数字平台搜索健康知识，平台将通过文字、语音、直播等形式与读者互动。此外，丛书通过对内容的数字化、结构化、标引化，建立与健康场景化语词的映射关系，构建场景化知识图谱，利用人们接触的各类健康数字产品，精准地将健康知识推送至需求者的即时应用现场，努力探索克服健康科普"知易行难"这个最大的难题。

四、丛书的读者对象、内容设计和使用方法

参照《中国公民健康素养 66 条》锁定的目标人群，丛书读者对象定为接受九年义务教育及具备以上文化水平的人群，采用问答形式编写，重点选择大众日常生活中"应知道""想知道""不知道"和"怎么办"的问题。丛书重在解决"怎么办"，突出可操作性，架起大众对"预防为主"和"一般健康问题"从"为什么"到"怎么办"的桥梁，助力从"以治病为中心"向"以健康为中心"转变。

丛书是一套适合普通家庭阅读、查阅和收藏的健康科普书，覆盖日常生活中会遇到的常见健康问题。日常阅读，可以有效提升健康素养；遇到健康问题时查阅对应内容，可以达到答疑解惑、排忧解难的目的。此外，丛书还配有丰富的富媒体资源，扫码观看视频即可接收来自专家针对具体健康问题的进一步讲解。

《庄子·内篇·养生主》提醒我们："吾生也有涯，而知也无涯，以有涯随无涯，殆已！"如何有效地让无穷的医学知识转化为有限的健康素养，远远不止"授人以渔"这么简单，这需要以大型健康科普精品出版物为依托，培养一支高水平的健康科普作者队伍；需要积极推进相关领域教育、科技、人才三位一体发展，大力弘扬科学精神和科学家精神；还需要社会各界积极融健康入万策，并在此基础上努力建设健康科学文化，增强文化自信的建设力量，从而更好地为中华民族现代文明建设贡献健康力量。

衷心感谢丛书建设者们和读者们的大力支持，让我们共同努力，为健康中国建设和中华民族现代文明建设作出力所能及的贡献。

丛书工作委员会

2023 年 7 月

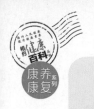

前　言

　　随着我国经济的快速发展，全民健康素养水平大幅提升，主要健康危险因素得到有效控制，但疾病的挑战从未停止过。虽然许多疾病获得救治，但是由于医院临床急救和康复治疗的时间相对短暂，部分患者会遗留各种不同程度的功能障碍，而患者大多数时间生活在家庭和社区里，这些功能障碍不但给患者自身带来许多痛苦，也给社会和家庭带来沉重负担。

　　康复是指通过各种措施，消除或减轻康复对象（病、伤、残者等）身心及社会功能障碍，使患者的生理功能达到或保持在最佳水平，增强生活自理能力，提高生存质量，促进其重返社会。居家康养康复以居家为核心，在患者熟悉的家庭环境中，通过精准化评估及个体化地融入日常生活的康复内容，包括一系列积极自我管理，如积极改变生活方式、遵医嘱服药、改善心理状况、增强功能锻炼、戒烟、戒酒、调整饮食，促使生理功能全面恢复、回归健康状态或最佳生理功能水平，使正常人际交往得以恢复，甚至能重返工作岗位。尽管有的病理变化无法消除，但经过居家康养康复，仍然可以使个体达到其现有水平的最佳生存状态，从而更好地回归家庭、回归社会。

李校堃院士
说健康

　　为此，我们采用问答形式，精心编写了这本《相约健康百科丛书——居家康养康复怎么办》，以平实的语言讲解最常见、公众最关心的居家康养康复问题，基本知识——解释"为什么"，基本技能——解决"怎么办"，突出了实用性和可操作性，图文并茂，通俗易懂，为患者及照护者提供居家康养康复总体理念指导，以及居家康养康复照护的基本知识与基本技能指导。本书适合康复期患者及其照护者自学，也适合社区康复指导员、基层医院及社区护士、康复治疗师和临床医师作为参考书。期待本书能为公众居家康养康复提供帮助，通过患者及其照护者的配合，相信能够极大地促进患者健康水平的恢复和生活质量的提升。

陈作兵　胡大一

2024 年 4 月

目 录

第一章　居家康养康复

一　正确认识疾病与健康　　2

1. 为什么说人人都是自己健康的第一责任人　　3

2. 为什么从疾病到健康是一个连续的动态过程　　5

3. 为什么无病≠健康　　7

4. 为什么居家康养康复是回归健康的必经之路　　8

二　居家康养康复须知　　11

5. 为什么居家康养康复需要制订目标和计划　　12

6. 居家康养康复前需要做什么准备　　14

7. 居家康养康复主要做什么　　15

8. 居家康养康复还需要去医院吗　　17

9. 为什么说居家康养康复没有终点　　19

三　主要生理指标的自我监测　　21

10. 为什么说晨脉是最简单的健康风向标　　22

11. 为什么大病初愈后很容易疲劳　　24

12. 为什么不提倡发热时运动　　26

四 心理监测与调适 28

13. 为什么平衡好个人独立和家庭照护很重要 29

14. 如何自我评估焦虑、抑郁情绪 30

15. 如何对焦虑、抑郁情绪患者进行心理照护 34

16. 如何进行抑郁症患者的居家安全照护 35

17. 如何进行自我心理调适 37

五 突发状况的识别与应对 39

18. 活动时突然意识不清怎么办 40

19. 活动时跌倒怎么办 41

20. 活动时突发胸痛怎么办 43

21. 突发低血糖怎么办 45

22. 突发"呛咳""噎住"怎么办 47

23. 如何正确拨打急救电话 49

第二章 饮食管理与健康

一 营养需求与日常饮食管理 52

1. 为什么生病常被告知"忌辛辣食物" 53

2. 为什么"少吃多动"身体反而更脆弱了 55

3. 为什么"少吃主食多吃菜"并不会让人
更健康 57

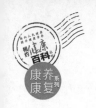

4. 蔬菜到底如何吃才更健康   59

5. 为什么多吃鱼不一定更健康   61

6. "无肉不欢"怎么办   63

7. 怎样吃蛋才更健康   65

8. 奶类食物应当怎样选   66

9. 水果怎样吃才更健康   68

10. 为什么说 0 添加食品不等于健康食品   71

二 营养素的使用   74

11. 每个人都需要的微量元素和维生素有哪些   75

12. 营养素补充剂应当怎样选   77

13. 如何正确查看和使用营养成分表   79

14. 为什么保健品不能代替药品   81

 第三章 居家运动与日常生活

一 运动锻炼   84

1. 为什么运动是促进健康的良药   85

2. 为什么运动既可以增强免疫力又会破坏
免疫力   87

3. 为什么运动有助于降血压   89

4. 如何选择适合自己的运动方式   92

5. 想要变得更灵活该怎么办   95

6. 想要增强肌肉力量怎么办　　97

7. 为什么加强上肢运动有助于预防跌倒　　101

8. 为什么下肢运动策略是增进平衡的关键　　103

9. 运动前的热身准备活动怎么做　　105

10. 运动后肌肉酸痛怎么办　　107

二　科学睡眠　　111

11. 为什么要保证充足的睡眠　　112

12. 为什么有些人一天能睡十几个小时
却还觉得困　　114

13. 为什么午睡后反而更困了　　116

14. 为什么熬夜后缺的觉很难补回来　　118

15. 为什么有时早晨起来觉得浑身乏力　　120

16. 失眠了该怎么办　　121

17. 为什么打鼾并不是睡得香　　123

18. 睡眠质量差、多梦怎么办　　125

三　生活方式　　127

19. 为什么康养康复也需要戒烟限酒　　128

20. 为什么饮食需要限盐　　130

21. 服药时间有讲究，空腹、饭前、随餐、
饭后怎么选　　131

22. 为什么良好的生活方式不仅可以减少
疾病发生，还可以延缓疾病进展　　133

23. 为什么久坐不是健康的生活方式　　135

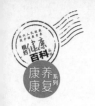

24. 为什么休闲与娱乐也是生活的重要
    组成内容   138

25. 如何建立良好的生活方式   140

第四章 肢体运动障碍照护

一 肢体运动及日常生活能力训练 144

1. 如何进行床上的体位摆放和姿势维持   145

2. 翻身困难怎么办   147

3. 坐不稳、坐不住怎么办   149

4. 站不起来、坐不下去怎么办   150

5. 关节活动变差了怎么办   152

6. 如何进行轮椅上的功能锻炼   154

7. 如何灵活、便捷地穿脱衣服   156

8. 如何安全、便捷地穿脱鞋袜   158

二 轮椅及转移相关训练 160

9. 如何对居家环境及辅助设施进行改造   161

10. 如何选择轮椅及行走辅助设备   163

11. 如何进行轮椅驱动训练   166

12. 如何进行轮椅和床之间的转移   168

13. 如何进行轮椅和坐便器之间的转移   172

14. 如何进行轮椅和地面之间的转移   173

15. 如何进行轮椅和拐杖之间的转移   174

16. 如何使用助行器进行步行训练   176

17. 如何使用腋拐与肘拐进行步行训练   178

18. 如何使用手杖进行步行训练   181

19. 如何进行上下台阶训练   184

三　卫生照护

186

20. 如何护理皮肤   187

21. 如何护理毛发   189

22. 如何护理口腔   191

23. 如何护理指 / 趾甲   193

24. 如何进行二便照护   195

第五章　吞咽障碍照护

一　吞咽障碍者的营养问题

200

1. 为什么吞咽障碍者更容易出现膳食
营养问题   201

2. 吞咽障碍者的营养管理目标怎么确定   202

3. 如何进行家庭营养管理   205

4. 如何进行阶段性营养管理   207

5. 吞咽障碍者如何选择食品   208

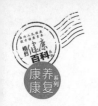

二　吞咽障碍照护　　211

6. 吞咽障碍者发生误吸怎么办　　212
7. 如何照护吞咽障碍者经口进食　　214
8. 如何照护鼻饲饮食者进食　　217
9. 如何进行胃造口术者家庭营养照护　　219
10. 如何进行肠造口术者家庭营养照护　　221

第六章　呼吸困难照护

一　呼吸困难评估　　226

1. 如何自我评估呼吸困难程度　　227
2. 如何评估自身是否缺氧　　228
3. 为什么咳嗽不可忽视也不容轻视　　230
4. 如何自我评估日常生活能力　　233
5. 如何进行健康相关生活质量评估　　235

二　呼吸困难康复辅助及照护　　238

6. 呼吸困难者如何居家康复　　239
7. 为什么呼吸也要进行有效训练　　241
8. 如何进行有效的咳嗽训练　　243
9. 如何进行自主引流训练　　245
10. 为什么要做主动循环呼吸训练　　247

11. 如何利用重力做痰液引流   250

12. 如何进行有氧训练   252

13. 如何进行抗阻力量训练   254

14. 如何进行吸气肌训练   256

15. 如何实现功能性运动能力提升   259

16. 如何实现节能技术的日常生活应用   261

17. 如何进行家庭氧疗   262

18. 呼吸困难者如何补充营养素   264

19. 呼吸困难者如何进行心理干预   267

20. 呼吸困难者如何进行自我管理   269

第七章　压力性损伤照护

一　居家康复如何预防压力性损伤   272

1. 为什么压力性损伤伤害最严重的并不是表皮   273

2. 压力性损伤的危险因素有哪些   275

3. 皮肤检查、清洁和保护该如何做   277

4. 如何对失禁者进行护理   279

5. 如何制订合适的翻身计划   281

6. 如何选择与使用居家减压工具   283

二　已经发生了压力性损伤，该如何照护   286

7. 如何进行简单有效的伤口护理   287

8. 如何进行压力性损伤患者的体位转移
和姿势维持　　288

9. 压力性损伤患者如何合理补充营养　　290

10. 压力性损伤的预防及治疗误区　　293

第八章　疼痛照护

1. 为什么会有疼痛感觉，疼痛的意义
是什么　　296

2. 为什么急性疼痛与慢性疼痛大不相同　　297

3. 如何全面评价疼痛对机体的影响　　299

4. 为什么不建议一痛就吃镇痛药　　302

5. 如何进行疼痛患者的照护　　303

第九章　二便照护

一　排便困难患者的照护　　306

1. 如何通过物理方法通便　　307

2. 如何使用药物通便　　309

3. 便秘患者如何进行饮食调适　　311

4. 便秘患者如何运动锻炼　　313

二　排尿困难患者的照护   315

5. 为什么要慎用挤压的方式帮助排尿   316

6. 居家导尿宜选用什么方式   318

7. 清洁间歇导尿者如何制订饮水计划   321

8. 如何进行尿失禁的卫生照护   323

9. 排尿日记怎么记   326

10. 如何选择纸尿裤   328

第十章　烧、烫伤照护

一　烧、烫伤处理和照护   332

1. 发生烧、烫伤后怎么办   333

2. 烧、烫伤后遗症有哪些   334

3. 烧、烫伤后如何进行居家照护   336

二　烧、烫伤康复   339

4. 烧、烫伤后挛缩怎么办   340

5. 烧、烫伤后如何预防和治疗瘢痕   342

6. 烧、烫伤后瘙痒怎么办   345

7. 烧、烫伤后如何进行居家康复   347

8. 烧、烫伤后外出怎么办   349

第一章

居家康养康复

一

正确认识
疾病与健康

1. 为什么说人人都是自己**健康**的第一**责任人**

责任具有法律和伦理双重意义，它指的是分内必做之事或因承诺必须履行的义务。责任人就是承担义务的个人或社会组织。自己健康的第一责任人，就是对自己的健康水平、健康状况负首要责任的人。按照大卫生、大健康的观念，我们每个正常的成年人都对自己的健康负首要责任，都是自己健康的第一责任人。

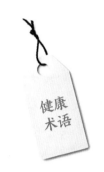

健康术语

健康： 世界卫生组织对健康的定义——健康不仅为疾病或羸弱之消除，而系体格、精神与社会之完全健康状态。自1948年以来，该定义未经修订。

专家说

疾病对于人类的挑战从未停止过，不生病始终只能是一个美好的愿望而已。

世界卫生组织研究发现，影响健康的主要因素包括遗传因素、自然和社会环境、医疗卫生条件、个人行为和生活方式。而在这些因素中，唯独行为与生活方式是把握在个人手中的主要可控因素。所以，建立健康的行为和生活方式，关爱自己的健康，就是对自己的生命负责。健康既是自己生活、学习、工作卓有

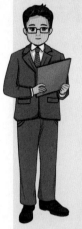

成效的基础，也关乎爱人、父母、子女及整个家庭的和睦幸福，更是对国家、对社会的应尽之责。以居家的生活常态进行康养康复，是每个人主动参与全面提升全社会健康水准最具性价比的方式。

《健康中国行动（2019—2030年）》倡导每个人都是自己健康第一责任人的理念。树立和践行对自己健康负责的健康管理理念，主动学习健康知识，提高健康素养，加强健康管理。家庭成员应相互关爱，培养形成适合家庭特点和自身实际的健康生活方式。尊重他人的健康权利，避免损害他人健康和社会公共利益。

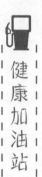

健康加油站

2020年6月1日起《中华人民共和国基本医疗卫生与健康促进法》正式施行，以立法的形式规定了"公民是自己健康的第一责任人"，标志着以"健康中国战略"为顶层设计，以《"健康中国2030"规划纲要》为行动纲领，以"健康中国行动"为推进抓手的国民健康保护体系全面形成。

（许志生　陈作兵）

2. 为什么**从疾病到健康**
是一个连续的动态过程

疾病与健康之间有一段灰色的地带，被称为亚健康状态。亚健康的发生可能与行为和生活方式因素、环境因素、生物因素等相关。在这一状态下，尽管我们没有疾病的症状，但也不是完全健康的状态。只有经过持续地、积极地康复，才能够恢复到健康状态。这是一个连续的动态过程。从某种意义上来说，健康和疾病是这个动态平衡的两端。

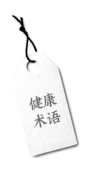

关键词

亚健康状态 生活方式

亚健康： 又称为次优健康状态，指持续 3 个月以上的慢性疲劳、生理功能减退（如循环系统、消化系统、免疫系统及神经系统等表现出的不适），以及对外界的适应能力下降。

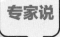 专家说

疾病到健康是一个连续的动态过程

人体因其生理和结构特征，以及对疾病的易感水平和复原力，得以维持正常生理功能，不断适应外在环境。因此，人体始终处于某种动态平衡状态，而且这种平衡随时发生着变化。也就是说，任何人某一时刻其身体状况都是健康和疾病连续过程中的某一节点，而且这个节点在不断地变化着。当人体长时间处于损

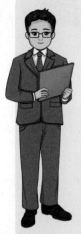

害健康的危险因素中时，平衡状态会被打破，进而身体可能会向疾病转化。

居家康养康复可持续促进健康状态

出院之后，虽然疾病已经得到医治，但在居家康养康复过程中，身体仍处于亚健康状态，表现为器官功能减退，免疫力下降。如果个体不加以注意，不进行积极康复，身体功能可能再次失衡，转而疾病复发并发展出各种并发症，或难以完全恢复健康。相反，如果采取适当的干预措施和康复手段，个体可以恢复健康。这个过程可能会受到许多因素影响，如遗传、行为、生活方式和环境因素等。为了促进病后康复，我们需要关注自己的健康状况，及时采取措施调整我们的行为和生活方式，包括戒烟、戒酒，多吃蔬菜、水果、富含蛋白质的食物，做到合理饮食和均衡营养，保持良好的个人卫生，选择合适的体育锻炼方式、循序渐进运动，主动寻求途径缓解心理压力、保证充足的睡眠等，最终促使生理功能全面恢复、生活能力提高、正常人际交往改善，并能重返工作岗位或校园学习生活。

（吴丹冬　陈作兵）

3. 为什么无病 ≠ 健康

受到传统观念和世俗文化的影响，大众往往会认为无病就是健康，健康与疾病是非此即彼的关系，容易简单地把健康理解为无病、无残、无伤。然而，世界卫生组织提出：健康包括躯体健康、心理健康、社会适应良好和道德健康，而不仅是指没有疾病和虚弱。因此，我们现在提倡的健康是整体健康，仅仅无病并不能说明就是健康的状态。

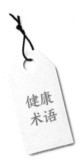

功能障碍： 指本应具有的生理功能不能正常发挥的状态。

老化： 即衰老变化的过程，是人在生命过程中随年龄增长而产生的、削弱机体适应能力的生物过程的总和，也是机体或某个器官由幼嫩到衰老的生理功能和形态上的变化。

健康包括身体、心理和社会三个方面的良好适应及自我管理能力。健康使我们能够正常参与到日常生活、学习及工作中，并能积极应对周围环境改变，这一过程使得人们生活更快乐、满意，获得幸福感。

亚健康是介于健康与疾病之间的中间状态，具有向健康或疾病转化的特征。亚健康状态可能与个体行为和生活方式（不良饮食习惯、长期睡眠时间减少／睡

关键词

健康 亚健康 健康自我管理

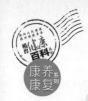

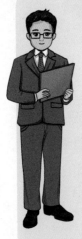

眠质量差、运动减少、精神压力过大等）、近期经历过生活应激事件、经济水平、健康管理水平及其重视程度有关，可表现为某种程度的功能障碍。老年个体由于老化的影响，机体新陈代谢减缓、抵抗力下降，更容易出现亚健康状态。如果积极调整影响健康的个体行为和生活方式，做好自我管理，则可以促进机体向健康状态发展；相反，如果放任危险因素的发展，则机体可能逐渐恶化至疾病状态。处于亚健康状态的个体可能出现生理、心理或社会交往不适的症状，严重时影响个体学习、工作或生活。因此，即使无病也应该关注自身功能，提高健康水平，达到并保持最佳健康状况。

（吴丹冬 陈作兵）

4. 为什么居家康养康复是 **回归健康**的**必经之路**

居家康养康复是患者回归生活、重返健康的必经之路。患者在出院之后，即便疾病得以控制或治愈，但生理功能往往还未完全恢复。此时可以在居家环境中进行各种康复训练，包括日常生活能力训练、运动锻炼、心理调适等。

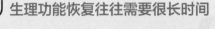

专家说

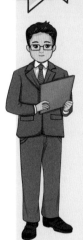

生理功能恢复往往需要很长时间

以脑卒中、慢性阻塞性肺疾病（简称慢阻肺）等为例，虽然短时间内疾病症状能够得到有效控制，但患者生理功能恢复时间很长。这些患者在住院治疗的过程中往往向往暌违已久的家庭生活，最终会回归家庭，但此时仍有很多患者尚未完全恢复，甚至还有一大部分人无法独立生活。

居家康养康复能有效促进患者重返生活

患者离开医院后，居家进行持续康养康复能更好地促进生理功能恢复，不仅可以避免因外出治疗而产生的不便和压力，还可以从患者的实际生活需求出发进行个性化设计、调整，患者在熟悉且舒适的环境中接受规范的康复指导，通过持续的康复训练促进健康。

关键词

居家康养康复　康复指导

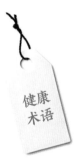

健康术语

居家康复：是指有一定专业水平的康复人员，到病、伤、残者家里提供上门康复服务，使康复对象在家中就可以延续既往在康复机构内享受的康复服务，减少患者患病后失能的发生，提升自我康复能力。

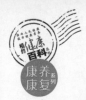

健康
云课堂

如何实现居家康养康复

（吴丹冬　陈作兵）

二

居家康养
康复须知

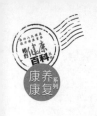

5. 为什么居家康养康复需要
制订目标和计划

所有的康复活动都需要制订康复目标和计划。在精准化的康复评估后，应制订居家康养阶段——SMART（聪明）康复目标，并通过适宜的康复计划，帮助患者了解康复全过程、明确每一阶段目标和应付出的努力，从而提高依从性，最终回归健康状态或达到最佳生理功能水平。

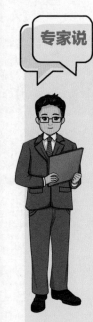

专家说

首先，需要精准化地进行康复评估。在制定居家康复目标之前，应通过体检报告、健康问卷、日常生活观察等方式对患者进行精准化评估，包括身体状况、心理状况、生活方式、营养状况等多个方面。同时，制定目标的过程中，也应考虑个人的康复需求。目标包括生活自理能力的提高、社会参与的增加、疼痛减轻、心理状态的改善等。

其次，明确阶段康复目标。康复目标应该是重要且简单（significant 和 simple）、可测量（measurable）、可实现（achievable）、相关（related）和有时限的（time limited）。（首字母组成了 SMART，翻译作聪明的，简单易记）

再次，根据患者的具体情况和目标来制订个性化居家康复计划，包括训练的时间、频率、强度、内容及进阶方案等，必要的时候还应该有照护者的培训指导内容。如果患者的目标只是提高生活自理能力，那么可以制订包括日常生活技能训练、肌力训练等内容的计划。早期训练强度应适中、短时程、多频次，避免训练强度过大增加风险；后期调整计划时再逐渐增加训练强度及难度，增加训练时长。此外，居家康复计划还应该包括自我监督和评估机制，患者及照护者可通过相关指标监测身体状况及生理功能水平的变化，以便及时了解康复进展并加以反馈，从而能够及时调整康复方案，确保持续促进健康状态的恢复。

　　最后，需要强调的是，目标和计划实现的关键是要能长期、持续地接受有效的康复治疗。患者需要保持积极的心态，认真执行训练计划，循序渐进，不急不躁。这一过程也需要家属／照护者和专业人员提供必要的支持和协助。只有各方团结一致、全力协作，才能实现居家康养康复的最佳效果，帮助患者更好地回归健康状态或达到最佳生理功能水平。

机体恢复有黄金期吗

（吴丹冬　陈作兵）

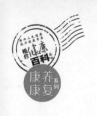

6. 居家康养康复前
需要做什么**准备**

关键词

康复评估　康复环境

居家康养康复前应做好充分的准备，包括寻求专业人员帮助、了解康复进程、树立康复信心、明确居家康养康复目标、创造利于康复的居家环境、准备相关康复器具等。只有做好充分的准备，才能便于后续康复有计划地进行，提高康复效果。

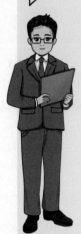

专家说

在开始居家康复之前，做好充分的准备工作有助于提高康复效果，促进健康。

1. 寻求专业医疗人员的帮助　专业人员通常包括主治医师、康复医师、康复治疗师，以及为患者提供护理照护的专科护士和康复护士。患者及照护者可在专业医疗人员的帮助下进行居家适应性康复训练，做好出院返家康复的准备，了解居家康养康复可能需要的社区资源，以及在居家康复进程中照护者应如何给予患者监督和帮助等。

2. 了解康复进程，树立康复信心　了解疾病发生、发展及康复过程，结合当前的健康状况、生理功能和活动能力（肢体功能是否较好，能否独立行走，是否需要通过拐杖、轮椅辅助步行，是否完全卧床）、生活自理能力（能否独立洗漱、穿衣、进食、洗澡等），以及是否能够参与家庭活动或社区活动，明确居家康养康复目标，树立康复信心。

3. 创造有利于康复的家庭环境　家庭环境包括人文环境和物理环境。前者指营造良好、健康、富有互动性、积极向上的家庭康复氛围，充分认识并了解康复的长期性，付出足够的时间和耐心，坚持训练，积极配合专业指导。后者指家居环境的布局调整和必要的改造，以便患者进行居家康复训练；准备必要的训练器材，如哑铃、弹力带、健身球等，并确保器材的安全性和适用性；确保室内空气流通、温度适宜、光线充足等。

（吴丹冬　陈作兵）

7. 居家康养康复
主要做什么

　　居家康养康复包括一系列积极自我管理，如改变生活方式、遵医嘱服药、改善心理状况、增强功能锻炼、积极参与家庭活动和社交活动等。其中，功能锻炼需根据居家康养康复的阶段性目标选择合适的强度、持续时间、频率、具体方式及进阶方案。

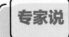

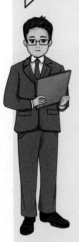

1. 调整生活方式 包括一系列健康促进行为，如主动学习健康知识，了解如何进行自我饮食、运动、用药管理和病情监测。按时早睡、保证睡眠时间，避免过量饮食或过度节食、饮食清淡、忌辛辣刺激、低盐低脂、保证蛋白质摄入，多食用富含纤维素和维生素的食物，戒烟戒酒，适度增加每日户外活动，多晒太阳，呼吸新鲜空气。

2. 主动康复锻炼 包括无明显功能障碍者主动康复锻炼和不同类型功能障碍者主动康复锻炼。

（1）无明显功能障碍者主动康复锻炼：根据个人爱好选择适宜的运动方式，维持一定的活动量，如每次约 30 分钟低、中等强度运动，中间适当间歇休息，训练频率每周 3~5 次。每次运动以后背心微微出汗为宜。切忌运动后洗热水澡，以免血压降低、诱发心律失常。

（2）不同类型功能障碍者主动康复锻炼

肢体运动功能障碍：如脑卒中及骨关节疾病患者，出院时仍遗留部分肢体运动功能障碍，应防止长时间卧床，尽可能做一些肢体功能训练（可在陪护下进行功能训练，包括床上活动、床旁转移、平衡及步行训练等），使用辅助康复器具（如助行器、轮椅等）外出活动等。此外，还要尽可能训练其独立生活能力，包括穿衣、洗漱、进食及二便管理等。

心肺疾病：包括冠状动脉粥样硬化性心脏病（简称冠心病）、慢阻肺等，通常患者体能及心肺有氧耐力均有不同程度下降。可根据出院居家康复计划选择加强呼吸肌功能训练，包括缩唇呼吸、腹式呼吸等。辅以有规律的低等、中等强度运动，推荐上肢辅助的呼吸体操、传统功法（如八段锦、太极拳等）、快步走或上下楼梯、上肢/下肢功率自行车锻炼等，避免高强度举重、搬运等。运动应在饭后2小时左右进行，避免进食后立即运动。注意控制运动强度及疲劳程度，运动过程中注意避免屏气，有不稳定型心绞痛或严重心律失常者，应停止锻炼。

3. 积极参与社交　鼓励、支持患者积极参与家庭活动和社会活动，从家庭和社会关系中获得情感支持，提高生活质量，促进健康状态的恢复。

（吴丹冬　陈作兵）

8. 居家康养康复
还**需要去医院**吗

居家康养康复期间也需要定期随诊。合并慢性疾病的患者，定期随访更是防治工作的重要环节，通过评估病情进展及生理功能情况，为下一步制订康复计划及方案做准备，及时调整康复方案，避免严重并发症的发生、给家庭造成经济负担。此外，在随诊间隔期，若患者出现病情变化或不适，也需要立即就诊，避免病情延误。

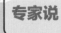

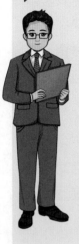

关键词

定期复查 慢性疾病

居家康养康复期间，患者并不一定需要频繁去医院，但具体情况还需根据患者自身情况和医师的建议来确定，建议保持与医疗团队的沟通和联系。

当疾病获得有效控制或趋于稳定时

患者仅需要在出院随访计划的几个关键时间节点去医院复诊。在随访间隔期，若患者病情稳定，生理功能逐渐改善，且已经掌握相关康复和护理手段，可继续居家康养康复，但如果在康复过程中出现任何不适或病情变化，应立即联系医师或去医院寻求帮助，避免延误病情。

当合并多种疾病或罹患慢性疾病时

如果患者合并脑卒中、冠心病、高血压、糖尿病、慢阻肺等一种或多种疾病，服用特殊药物或多种药物（应用时需要监测肝功能），就需要定期去医院复查。复查可以帮助患者了解病情变化或药物对身体的影响、并发症的发生情况，以及生理功能恢复情况等，进而调整康复计划和方案，以获得更好的康复效果。

（吴丹冬　陈作兵）

9. 为什么说居家康养康复
没有终点

从疾病恢复到健康状态，可能只是某段时间内各种因素动态平衡的结果。机体若长时间处于损害健康的危险因素中，可能会导致疾病复发或进展。肥胖、营养不良、缺乏运动、睡眠不足、焦虑、抑郁等均是造成慢性疾病复发或进展的危险因素。因此，居家康养康复需要长期坚持、不断进阶，它没有终点。即便患者生理功能得以恢复，疾病能够痊愈，也应长期保持健康生活方式，坚持科学、规律的运动训练，保持良好的心态，以减少疾病复发，提高生活质量，促进健康状态恢复。

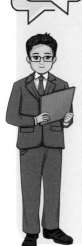

居家康复患者应根据自己的身体状况和康复目标，长期保持健康的生活方式及良好的作息习惯，包括合理饮食，少油、少盐、少糖，忌烟酒，减少咖啡、茶、有糖饮料摄入；避免过度劳累和熬夜等不良生活习惯；保持规律地运动锻炼，如慢跑、快走、打太极拳等，并在有氧运动的基础上增加肌力训练及牵伸训练。

对于存在睡眠障碍的患者，应积极寻找导致睡眠障碍的原因，接受认知行为疗法，并到医院开具助眠药物，如地西泮、唑吡坦、佐匹克隆等。

健康生活方式 运动锻炼

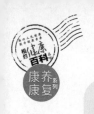

高血压、糖尿病等慢性疾病患者，应定期监测血压、血糖，做好相应记录，按时复诊，调整用药，并寻求专业医疗人员的指导和建议。

总之，居家康养康复没有终点，患者需要长期保持健康的生活方式，定期进行身体检查，并根据医师的建议完成随访，及时发现潜在的问题并采取相应措施。此外，还应注重心理健康，积极参加社交活动，增强社会适应能力，保持乐观的心态。

（吴丹冬　陈作兵）

三

主要生理指标
的自我监测

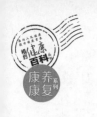

10. 为什么说**晨脉**是
最简单的健康风向标

晨脉是指人体在清晨比较清醒的状态下，测量出的每分钟心率或脉搏数。晨脉反映的是人体在清醒状况下，在既没有多余的运动消耗又没有神经因素干扰的情况下，维持生命活动最基本代谢所需要的心率，一般为 60~100 次 / 分钟。完成最基本生命活动所消耗的氧气、心脏的输出能力及血液的氧运输能力，这些最基本的要素，都可以通过晨脉反映出来。通常，心脏功能强的人，晨脉较低；心脏功能弱的人，晨脉较高。

专家说

如何测量晨脉

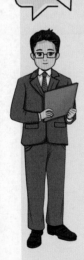

早晨醒来，不要下床，不要说话，不要做任何运动，平躺 1 分钟后，用手搭脉 15 秒，计算脉搏数，乘以 4，得到当天的晨脉。建议记录在纸面上，或者用小程序来记录，以及运用支持测量晨脉的智能穿戴类手环、手表（在监测到个体清醒以后，能自动测量并记录）。

晨脉趋势是最简单的健康风向标

若仅记录某一天的晨脉，可参考的价值不大；若能够连续监测 7 天的晨脉，就能够较为准确地反映个体的疲劳程度及身体恢复情况。如果晨脉基本走平，说明运动负荷合适，可以继续保持原来的运动量和运动强度。如果晨脉逐渐走高，比原来高了 3~4 次 / 分钟，就应该引起重视；比原来高了 5 次 / 分钟或以上，说明运动负荷过大，疲劳恢复不够理想，建议调整运动量和运动强度。如果晨脉逐渐走低，说明长时间运动后心脏适应良好，运动能力有所改善，但如果短时间内较原来下降较多，如 3~4 次 / 分钟，也需警惕潜在的健康风险，建议调整运动量和运动强度。

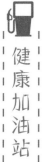

健康加油站

通常经过 6~12 周积极合理的有氧运动锻炼后，个体的心脏输出能力、心肌厚度等会有不同程度的改善，晨脉有缓慢下降的趋势。若坚持有氧运动半年或 1 年以上，大多能看到晨脉下降。一般经过长期有效的锻炼后，晨脉下降（通常低于 60 次 / 分钟，体检报告会诊断为窦性心动过缓）是良性的表现，说明锻炼有效果。

（杨　芳　陈作兵）

11. 为什么大病初愈后

很容易疲劳

病愈　疲劳

患病期间，身体消耗较大，特别是高热、咳嗽、腹泻、呕吐等，对身体来说都是较大的消耗，由此导致病愈后疲劳是正常现象。另外，患病时睡不好、吃不下饭、恶心想吐等，使得不少人休息不好、营养摄入不足，导致消耗比平时大，补充又比平时少，病愈后自然会出现疲劳。

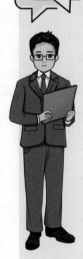

专家说

什么是疲劳

疲劳，又称疲乏，是主观上的一种疲乏无力的不适感觉。疲劳不是特异症状，很多疾病都可以引起疲劳，不同疾病可引起不同程度的疲劳，有时也可作为就诊的首发症状。

大病初愈如何有序恢复

一定要科学合理地进行康复恢复训练。

1. 大病初愈前期一定要补充营养，不要急于恢复。

2. 食补一段时间精气神养好了，感觉身体有力，便可以开始少量运动，如走路或慢跑，根据自己的体力量力而行。

3. 慢跑前应适当热身、拉伸肌肉；慢跑后可以有氧无氧结合，进行肌力训练，训练身体核心力量、小肌肉群等。

4. 循序渐进，随着时间的推移和运动量的增加，便可以恢复如初了。

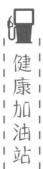
健康加油站

气血不足怎么办

如果平时摄入的营养元素不足，身体缺乏营养物质而造成营养不良，导致体内气血亏虚，机体功能失调，从而引发疲乏无力、面色苍白、失眠多梦等症状。经过辨证论治，可遵医嘱服用十全大补丸、人参养荣丸等药物，以补气养血，同时还可遵医嘱服用八珍颗粒、人参归脾丸等药物治疗，以有效改善不适症状。

脾虚怎么办

如果平时经常食用生冷寒凉的食物，会损伤脾胃，导致脾气不足，使机体的运化功能失调，从而引起身体乏力、食欲不振、大便溏稀等症状，可遵医嘱服用人参健脾丸、参苓白术散等药物治疗，以有效改善症状。同时也可以进行针灸治疗，以缓解病情。

（杨　芳　陈作兵）

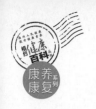

12. 为什么**不提倡**
发热时运动

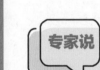
发热，俗称发烧。在身体不适（尤其是发热）时，继续参加体育锻炼不仅不能提高人体抵抗疾病能力，反而不利于健康，严重者甚至会引发疾病或危及生命。

专家说 为什么不提倡发热时运动

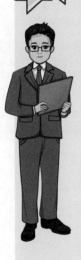

在人体感染细菌、病毒等微生物后，这些病原体会产生一些能够引起体温升高的物质，称为致热原。人体在这些致热原作用下引起大脑内体温调节中枢功能障碍，使得体温升高，当体温升高超出正常值（腋下体温超过 37.2℃）时，即称为发热。

如果发热时进行体育锻炼，会使体内产热进一步增加，代谢更加旺盛，这样势必造成体温过高，进而使身体的调节功能出现紊乱。同时，在锻炼完之后约24 小时内，身体会处在一种免疫抑制状态，防御系统开始"罢工"。此外，身体在运动过程中也会消耗大量糖、脂肪和蛋白质等重要的能源物质。这一系列变化都会削弱身体的抵抗力，使得各种细菌和病毒乘虚而入，病情随之加重。

发热后该怎么办

发热时，除了必要的生活活动之外，应注意休息。由于身体会通过大量出汗来降低体温，因此要多喝水以补充体内水分。同时，应注意通风，保持室内空气流通，保持适宜的湿度。可以使用空气净化器来改善室内空气质量，但要定期清洁和更换过滤器。同时也要注意个人卫生，保持床铺和衣物的清洁，定期更换床单和衣物，避免病原体传播。饮食应清淡、易消化，多吃新鲜蔬菜、水果，以增加维生素摄入，从而提高免疫力。避免食用辛辣刺激性食物和油腻食物，以免加重胃肠负担。

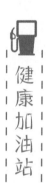
健康加油站

正常人的体温受体温调节中枢调控，并通过神经、体液因素维持产热和散热的动态平衡，保持体温在相对恒定的范围内。正常体温一般为 36~37℃，可因测量方法不同而略有差异，在不同个体之间也略有差异，且常受机体内外因素的影响而稍有波动，但 24 小时内一般波动范围不超过 1℃。

（杨　芳　陈作兵）

四

心理监测与
调适

13. 为什么平衡好**个人独立**和**家庭照护**很重要

家庭照护是一种为需要长期护理和照顾的家庭成员提供专业支持的活动。这种活动旨在满足患者在家中享受医疗和照顾服务的需求，提供个性化的、全面的护理方案，确保患者在家中得到照顾和支持，提高生活质量。但不提倡无节制地帮助患者完成全部生活活动，个体的独立与家庭照护之间也需要达到某种平衡，以有效防止患者生理功能退化，更好地为患者构筑积极向上的人生，提高整体的家庭生活质量。

专家说

如何平衡好个人独立和家庭照护

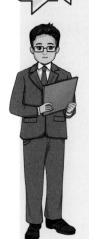

1. 参与决策，共同促进 应鼓励患者参与决策过程，而不是家庭照护人员完全代替患者做决定或执行活动。尊重患者在日常生活中的独立性，鼓励其自主完成吃饭、洗漱、穿衣、如厕、洗澡等基础性日常生活活动。照护者深入了解患者的身体限制和具体需求，帮助创造条件或以合适的方式提供支持。

2. 监测健康，有效管理 家庭照护人员应协助患者定期检测并记录相关数据。如果发现心率、体温、血压等生命体征及功能指标有异常情况，应尽快采取相应的措施进行处理，及时就诊。此外，药物管理也

家庭照护　平衡

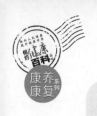

是其中的关键内容。患者应自主按时按量遵医嘱服药，如不能自主服药，照护者须做好药物管理，包括药物购买、按时给药、记录用药情况等，以确保患者得到正确的药物治疗，避免药物错误使用的风险。

3. 康复照护，循序渐进　照护者应与患者一起制订居家康养康复计划，日常生活中能及时为患者准备轮椅、助行器或其他康复辅助器具，耐心教学并逐步引导、鼓励患者独立完成康复训练，必要时也可协助患者完成康复训练。

4. 心理支持，互动促进　在面对疾病和康复过程中，患者与照护者都可能会面临各种心理问题，鼓励互动沟通，倾听需求和困扰，并寻求专业人士的帮助和咨询。居家康养康复鼓励患者积极参与社交活动，与家人和朋友保持紧密联系，以促进心理健康发展。

（杨　芳　陈作兵）

14. 如何自我评估
焦虑、抑郁情绪

焦虑、抑郁情绪是正常人面对应激事件的自然反应，并不意味着都是有临床意义的疾病状态。当焦虑、抑郁情绪逐渐超过正常应激范围时，就有可能导致焦虑障碍（焦虑症）、抑郁障碍（抑郁症），且二者常相伴相生，可以采用简易的症状筛查或专业自评量表进行严重程度的自我评估。

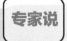

专家说 如何判断和评估个人的焦虑或抑郁水平是否达到了疾病状态

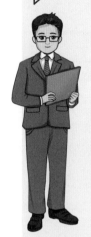

1. 入睡困难或早醒。

2. 不开心、什么都不想做、没兴趣，变得很懒、不想动、不想出门、不想说话等。

3. 深深的无助感、绝望感，觉得没有人可以理解自己，孤独感。

4. 出现各种内心的痛苦体验，包括惴惴不安、提心吊胆、恐怖、忧虑、害怕等。

5. 出现自主神经系统功能亢进症状，包括心慌、胸闷、气短、口干、出汗、肌紧张、颤抖等。

6. 自杀观念或行为。

7. 部分个体会有比较严重的躯体化反应，如关节痛、偏头痛、肠胃痛，或皮肤问题，如荨麻疹、痤疮（俗称青春痘）等。

如果有上述症状中三种以上表现，应警惕焦虑或抑郁倾向，建议及时进一步采取医学专业诊断测试进行专业评估。

关键词

焦虑 抑郁 自我评估

健康加油站

　　焦虑自评量表（SAS）和抑郁自评量表（SDS）是精神科门诊和心理咨询机构常用的工具，用于评测来访者焦虑和抑郁状况。量表可以反映焦虑和抑郁状况的严重程度，但不能区分各类神经症，可以为自我评估提供参考，如果需要解决具体问题，则需要详细咨询相关领域专业人士。量表具体内容如下。

焦虑自评量表

	偶/无	有时	经常	持续
1. 我总是觉得容易紧张和着急	1	2	3	4
2. 我无故觉得害怕	1	2	3	4
3. 我总是心里烦乱或觉得惊恐	1	2	3	4
4. 我觉得我可能将要发疯	1	2	3	4
5. 我认为一切都很好,不会发生什么不幸	4	3	2	1
6. 我手脚经常发抖、打战	1	2	3	4
7. 我因为头痛、颈部疼痛和背痛而苦恼	1	2	3	4
8. 我容易衰弱和疲乏	1	2	3	4
9. 我觉得心平气和,并且极易安静坐着	4	3	2	1
10. 我觉得心跳得快	1	2	3	4
11. 我因为头晕而苦恼	1	2	3	4
12. 我有晕倒发作或觉得要晕倒似的	1	2	3	4
13. 我吸气、呼气都感到很容易	4	3	2	1
14. 我的手脚麻木、刺痛	1	2	3	4
15. 我因为胃痛和消化不良而苦恼	1	2	3	4
16. 我常常要小便	1	2	3	4
17. 我的手脚常常是干燥、温暖的	4	3	2	1
18. 我脸红发热	1	2	3	4
19. 我容易入睡,并且一夜睡得很好	4	3	2	1
20. 我做噩梦	1	2	3	4

　　注：偶/无,过去1周内,出现这类情况的日子不超过1天；有时,过去1周内,1~2天有过这类情况；经常,过去1周内,3~4天有过这类情况；持续,过去1周内,5~7天有过这类情况。

抑郁自评量表

	偶/无	有时	经常	持续
1. 我觉得闷闷不乐,情绪低沉	1	2	3	4
2. 我觉得一天之中早晨最好	4	3	2	1
3. 我一阵阵地哭出来或是想哭	1	2	3	4
4. 我晚上睡眠不好	1	2	3	4
5. 我吃得和平时一样多	4	3	2	1
6. 我与异性接触时和以往一样感到愉快	4	3	2	1
7. 我发觉我的体重在下降	1	2	3	4
8. 我有便秘的苦恼	1	2	3	4
9. 我心跳比平时快	1	2	3	4
10. 我无缘无故感到疲乏	1	2	3	4
11. 我的头脑和平时一样清醒	4	3	2	1
12. 我觉得经常做的事情并没有困难	4	3	2	1
13. 我觉得不安而平静不下来	1	2	3	4
14. 我对将来抱有希望	4	3	2	1
15. 我比平时容易激动	1	2	3	4
16. 我觉得作出决定是容易的	4	3	2	1
17. 我觉得自己是个有用的人,有人需要我	4	3	2	1
18. 我的生活过得很有意思	4	3	2	1
19. 我认为如果我死了别人会生活得更好些	1	2	3	4
20. 平常感兴趣的事我仍然感兴趣	4	3	2	1

注:偶/无,过去1周内,出现这类情况的日子不超过1天;有时,过去1周内,1~2天有过这类情况;经常,过去1周内,3~4天有过这类情况;持续,过去1周内,5~7天有过这类情况。

(杨　芳　陈作兵)

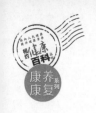

15. 如何对**焦虑**、**抑郁**情绪患者进行**心理照护**

关键词

焦虑 抑郁 心理照护

心理照护是一种以科学方法为基础、旨在促进个体心理健康和福祉的综合性方法。其目标是通过不同的方法和技术，帮助个体处理生活中的压力、挑战和情绪困扰。通过与专业人士的合作，个体可以学习应对压力的技能，改善人际关系、增强自我认知等，从而提高生活质量并预防心理问题的发生。

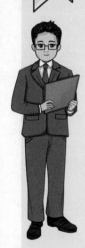

专家说 照护者在焦虑、抑郁障碍患者心理照护过程中需要做什么

1. 充分观察 观察患者的行为习惯、生活习惯，进食量和进食的规律性，体重有无明显降低或明显增加，是否有入眠困难、早醒或是明显的睡眠节律改变。

2. 理解和支持 照护者应认真倾听患者诉说，通过肢体语言传递理解和安慰，帮助患者疏导不良情绪，建立相互信任。懂得换位思考，体会患者因疾病导致的焦虑情绪及异常行为，同时重视患者的语言及肢体动作所表达的信息，并及时反馈给患者，增强信任感。

3. 创造积极的生活环境 照护者可以为患者创造积极、健康的生活环境，鼓励患者保持规律作息，进行适当体育锻炼，积极参加社交活动等。此外，照护者可为患者提供实际帮助，如解决问题、辅助日常生活活动等，以减轻患者的负担。

4. 及时评估干预 关注患者的需求和行为变化，随时评估患者的情绪动态，当患者出现焦虑、抑郁情绪时，可帮助其进行放松肌肉的锻炼，配合呼吸肌训练（包括腹式呼吸和缓慢呼吸）。如症状加重，可以帮助患者寻找合适的心理医师来开导治疗。

（杨　芳　陈作兵）

16. 如何进行**抑郁**症患者的 **居家安全照护**

居家安全照护是指家庭成员或护理人员在家中进行护理工作时，严格遵循操作规程，准确执行医嘱，实施护理计划，确保患者在家中治疗和康复过程中感到身心安全。

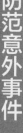关键词

防范意外事件 规范用药 心理疏导

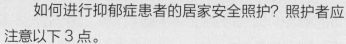

如何进行抑郁症患者的居家安全照护？照护者应注意以下 3 点。

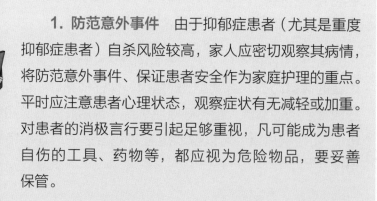

1. 防范意外事件 由于抑郁症患者（尤其是重度抑郁症患者）自杀风险较高，家人应密切观察其病情，将防范意外事件、保证患者安全作为家庭护理的重点。平时应注意患者心理状态，观察症状有无减轻或加重。对患者的消极言行要引起足够重视，凡可能成为患者自伤的工具、药物等，都应视为危险物品，要妥善保管。

2. 督促规范服药 规范用药是抑郁症患者取得良好治疗效果的关键因素。家人要严格督促患者系统、规律地服药，帮助患者保管好药物，主动与其交流服药后的感受，给药后要检查口腔，防止藏药。密切观察用药效果及不良反应，及时向医师反馈，不可随意增减药物或停止服药。药物调整应在医师指导下进行。家人要做好患者解释工作，缓解其紧张、焦虑情绪，提高服药依从性。

3. 做好心理护理 家人的陪伴和关爱对抑郁症患者的康复十分重要。家人应加强对患者的亲情关爱，平时多交流沟通，耐心倾听其内心感受，鼓励其表达真实想法和躯体不适感；注意保护患者的自尊心，使其感到被尊重、有独立的人格尊严；关注患者寂寞、空虚、失落等不良情绪，及时进行心理疏导；引导其对不顺心的事从客观上分析原因，不必过分

自责、内疚，合理宣泄不良情绪，避免每日高度紧张、焦虑不安；培养适合的兴趣爱好，适量运动，缓解抑郁情绪，促进疾病康复。

（杨 芳 陈作兵）

17. 如何进行
自我心理调适

自我心理调适是指个体根据自身情绪和心理状态的变化，采取主动的方法和策略，以调整和改变自己内在的心理状态，从而达到自我平衡和心理健康的过程。

专家说

自我心理调适有用吗

自我心理调适益处多多，不仅可以帮助自身梳理排解情绪、提高适应能力，而且可以更好地应对环境变化所带来的挑战、促进自我成长，帮助人们更好地认识自己，从而取得进步，还可以增强自信心，更加从容地应对各种挑战。

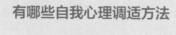

有哪些自我心理调适方法

1. 深呼吸法 通过深呼吸可以使人的身体和大脑得到充分的氧气供应，有助于放松身心，减轻压力和焦虑。具体方法：取坐位或平卧位，闭上眼睛，深吸一口气，使腹部膨胀，然后缓慢呼气，使腹部缩小。每次呼吸可重复 3~5 次，每天可进行数次。

2. 积极思考法 通过改变自己的思维方式来调节情绪，即将负面的想法转化为积极的思维方法。比如，当遇到挫折时，不要沉浸在失望和自怨自艾中，而是想想自己的优点和长处，积极寻找解决问题的方法，以减轻负面情绪的影响，增强自信心和自我控制力。

3. 运动疗法 体育锻炼可以促进身体的新陈代谢，增强免疫力，有助于缓解焦虑和抑郁等负面情绪，比如快走、跑步、游泳、打球等都是不错的运动方式。

4. 音乐疗法 听音乐可以改善人的心理状态，缓解压力和紧张情绪，帮助人们放松心情。不同类型的音乐对人的情绪有不同的影响，如轻快的音乐可以使人愉悦，而柔和的音乐则可以使人心情平静。

5. 冥想法 通过集中注意力、呼吸和想象等放松身心和调节情绪的方法，可以减轻焦虑和压力，增强自我意识和自我控制力。具体方法：选择一个安静的地方，坐下来，闭上眼睛，集中注意力，深呼吸，让思维放空，静心冥想。

（杨 芳 陈作兵）

五

突发状况的
识别与应对

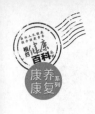

18. 活动时**突然意识不清**
怎么办

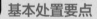
　　尽管按医嘱进行的居家康养康复活动通常是安全的，但运动过程中也可能会出现各种状况，其中突发意识不清是相对常见的表现。轻者仅表现为一过性的眩晕或短暂晕厥，重者可能出现昏迷或者直接危及生命，因此需要正确地识别和应对。必须强调的是，哪怕是短暂的或一过性的意识不清，都必须给予足够重视，要仔细观察患者当时的反应，及时寻求医师的帮助，尽可能厘清原因，恰当处置。

专家说

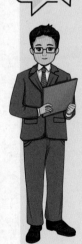

基本处置要点

　　1. 立即停止活动，尽可能将患者置于安全的位置，如坐下或躺下，避免因身体失去控制造成跌倒或其他伤害。特别注意保护好头、颈等薄弱部位。

　　2. 保持呼吸道通畅，将呕吐者的头偏向一侧，尽可能清理口、鼻中堵塞的呕吐物。

　　3. 如果有耳、鼻部位出血，避免用纱布、棉花等堵塞，令患者平卧，头稍抬高约30°；如果是四肢或躯干部位受伤出血，可用干净纺织品包扎，压迫止血，但不要试图去复位或回纳骨折脱位的肢体；要避免躯干大角度或大幅度地旋转和弯曲，以保护脊柱、脊髓。

4. 肢体抽搐较剧烈者，不要去强力牵扯或试图压制住肢体的抽动，应将其置于平地或柔软之处，避免擦伤。

5. 尽快寻求周围人的帮助，并立即拨打紧急求助电话。对既往有脑损伤的患者来说，任何新的突发症状都可能是潜在的紧急情况的征兆，需要立即就医。

6. 在紧急处置的同时，一定要注意观察意识不清者的呼吸、脉搏和意识状况，对已经发生心跳、呼吸暂停的患者，要及时进行心肺复苏及相应处理。复苏处理应持续到急救人员到来为止。

7. 除非明确判断是低血糖晕厥，可以给予含糖的食物或饮料，否则不要试图给意识不清者口服任何药物、食物或饮料与水，以避免发生窒息。

（林　坚　陈作兵）

19. 活动时**跌倒**怎么办

跌倒是在运动锻炼过程中非常容易发生的情况，患者身体力量不均衡、平衡控制障碍及感知能力减弱，都可能导致跌倒。因此，学会如何安全地跌倒、跌倒后如何正确处理、如何预防跌倒等内容，是每一位患者及家属的必修课。

关键词

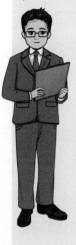

突发 跌倒 应对

基本处置要点

1. 尽可能以安全的方式跌倒。在跌倒时要尽可能保持镇静，减缓跌倒速度，收缩身体，在努力主动降低身体重心的同时，用面而不是用点来接触地面。

2. 跌倒后应避免随意移动患者，以免导致进一步受伤，特别是头部、颈部、胸腰脊柱部位可能受伤者，更要小心；除非有安全威胁，否则最好由专业人员来进行移动。

3. 照护者要注意跌倒者的状况，及时查看是否有外伤、出血、剧烈肿胀、肢体位置异常等提示骨折的情形。如果跌倒者状况较重，应立即拨打急救电话或寻求周围人士的帮助。

4. 如果跌倒者意识不清，要按前文中（"活动时突然意识不清怎么办"）的基本处置方式进行应对；如果跌倒者意识清醒，应询问其是否有头痛、恶心的情况，对跌倒过程是否有记忆，同时观察有无新发的口角歪斜、言语不清、肢体张力或感觉改变等情况，以判断跌倒有无导致颅脑损伤。如出现上述情况，应避免扶起或大幅度搬动患者，使可能的脑出血或脑缺血加重。

5. 如果怀疑骨折，应将可疑骨折部位妥善固定后再行移动；有外伤者应先简单止血包扎；固定材料可就地取材，能起到支持作用即可，亦可借助自体固定。

固定范围一般包括受伤部位远、近端两个关节，可用夹板固定于解剖位以保护神经、血管的功能。皮肤压迫的地方要加衬垫，捆绑松紧要适度，避免勒伤。如果有外露的组织、骨端，不可还纳到伤口内。固定四肢时，应外露指 / 趾端，方便观察血运情况。

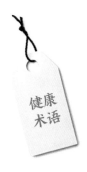
健康术语

跌倒：是一种突然意外倒地的现象，会导致严重的后果，影响身心健康。

（林　坚　陈作兵）

20. 活动时**突发胸痛**怎么办

突发胸痛轻者可能是局部的肌肉或韧带损伤，重者则有可能是心脏病变（如心肌梗死）或肺脏病变（如气胸）等，也可能是源于胸部心、肺以外脏器病变引起的牵涉痛。活动时发生胸痛，切不可掉以轻心，要仔细观察症状表现，正确判断，并予以恰当应对。

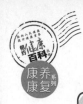

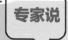

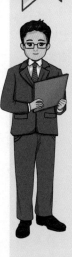

基本处置要点

1. 患者出现胸痛时，要立刻停止运动，让患者在安全的地方坐下或躺下休息；松开过紧的衣物，尤其需注意松开领带、腰带。有吸氧条件的可给予鼻导管吸氧。

2. 密切观察患者的胸痛变化及相应的呼吸、心跳和意识状况；如果患者意识状态迅速模糊，或者存在心跳、呼吸暂停的情况时，要立即呼叫帮助，同时开始心肺复苏，直至专业医疗人员到达。

常见胸痛类型与应对方法

1. **肌肉、韧带、关节损伤** 这类损伤大多痛点固定，可因关节活动而诱发，局部可触及肿胀，有压痛。这类胸痛只要找到痛点，给予局部固定，大多数能缓解。

2. **心血管问题引发的胸痛** 要注意是否为缺血性心脏病或主动脉夹层，这两类胸痛极为凶险，大多呈现进展性，严重者可出现休克。缺血性心脏病患者的胸痛多伴有压榨感或烧灼感，有上肢放射性疼痛。主动脉夹层患者的胸痛通常剧烈且有撕裂感，双侧上肢的血压差异较大。

3. **肺部问题引起的胸痛** 导致胸痛的肺部疾病比较多，包括气胸和肺栓塞。气胸大多快速起病，单侧胸痛伴有呼吸急促和呼吸窘迫。肺栓塞是危险度极高的疾病，往往突发起病，胸痛伴进行性呼吸困难，胸痛时间大多较短，如为完全性梗死，患者可能在短时间内死亡。

4. 其他非胸部脏器引起的胸痛 包括胃十二指肠溃疡、胃食管反流、带状疱疹、肋间神经痛等。

（林　坚　陈作兵）

21. 突发**低血糖**怎么办

糖尿病等基础疾病患者，在运动中易发生低血糖，但非糖尿病人群亦会发生低血糖反应。人体血糖水平过低时，会导致大脑能量不足，出现头晕、全身无力、恶心、冒冷汗等症状，严重者会直接导致晕厥。如果不及时处理，会造成脑组织的永久性损害，甚至危及生命。因此，患者出现低血糖反应时要及时处理，以免造成更严重的后果。

专家说　**基本处置要点**

1. 在运动中出现头晕、恶心、冒冷汗等情况时，要立刻停止运动，到安全的地方坐下或躺下；根据患

者症状判断是低血糖反应后，应立即补充含糖的食物或饮料，如果汁、糖水、葡萄糖片等，让血糖迅速升高。

2. 在补充糖分之后，要密切观察患者的症状，大多数患者的低血糖症状会在数分钟内缓解，如果情况持续未见好转，应立即就医，不要拖延。

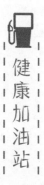

健康加油站

低血糖的预防

1. 避免空腹运动，在运动前少量补充含糖的食物或饮料。糖尿病患者尤其要注意，建议在运动前监测一次血糖水平。

2. 在户外或独自进行锻炼时，应随身携带：①写有自己姓名、家人联系方式、简单病情介绍及如果发生低血糖晕厥请发现的路人给予糖水的卡片，卡片一般选择挂在胸前显眼处；②葡萄糖水、葡萄糖片或其他富含碳水化合物的食物，并同时带水。

3. 服用降血糖药或是注射胰岛素的患者，要注意运动时间的选择，尽可能避开药物作用的高峰期。对大部分糖尿病患者而言，餐后 90 分钟是比较适宜的运动时间。

4. 运动量较大者应该规律饮食，要避免暴饮暴食，更不宜盲目节食。

5. 患者及照护者应学会低血糖反应的应对方法，以便在突发低血糖时能够迅速处理。

（林　坚　陈作兵）

22. 突发"呛咳""噎住"怎么办

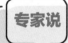
在进食过程中出现"呛咳"，甚至被"噎住"时，除了要及时处理，解除"噎住"的险情，保证安全，同时也要关注到出现这些情况背后的吞咽障碍状况，及时处理。

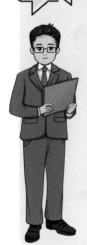

专家说

基本处置要点

1. 无论是患者单独进食还是进食时有照护者，当出现呛咳、有窒息感时，应尽可能发出声响，或是呼叫周围人员协助。

2. 单独进食者，如能咳嗽，应用力咳嗽将异物咳出；如果咳嗽力量不足或有窒息感时，可通过将腹部压在桌边或将双手握拳置于剑突（位于胸骨体下端的薄骨片，呈三角形，其上端与胸骨体相连，下端游离）下，快速用力下压来增加咳嗽的气流强度。

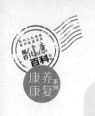

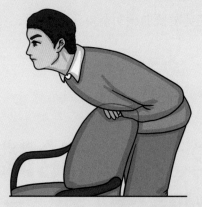

自救式急救法

3. 若身边有照护者，照护者应根据患者的具体情况采取相应措施。如果患者仍能讲话，鼓励其用力咳嗽，将食物或异物咳出，同时轻拍后背进行协助；如阻塞严重，患者无法言语或仅能发出"嗯嗯"声时，照护者要立刻实施海姆利希手法（又称"腹部冲击法"，急救者站在患者背后，双臂环绕其腰部，用一只手握拳，用拳眼顶住腹部脐以上2指位置，另一只手包住握拳手，快速向后上方冲击），反复实施，直至咳出异物。

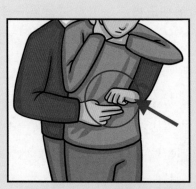

用握拳手拳眼顶住腹部脐以上2指处

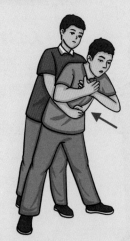

海姆利希手法急救图示

吞咽呛咳或噎住的预防

1. 建议每一位脑卒中患者在出院回家前都要进行吞咽功能检查，明确合适的进食方式与食物类型，存在进食风险者，应严格按照医嘱进食，不可心存侥幸，不可给不具备经口进食条件的患者喂食，或者给患者进食不恰当的食物类型（如给仅能进食厚糊状食物的患者喂食颗粒食物等）。

2. 建议患者进食过程中要集中注意力，不看手机及电视，不说话或大笑。

3. 患者和照护者都要学会进食时发生紧急状况的急救措施，如果反复呛咳，一定要及时就医，接受检查和治疗。

（林　坚　陈作兵）

23. 如何**正确**拨打急救电话

在紧急情况下，时间非常宝贵。正确拨打急救电话并提供必要信息，能够最大限度地帮助救援人员准确、迅速地到达现场，为患者提供紧急救治。

关键词

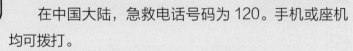

急救电话 救援

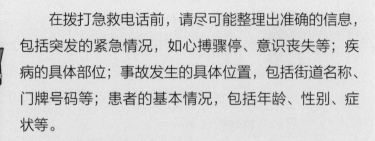

　　在中国大陆，急救电话号码为 120。手机或座机均可拨打。

　　在拨打急救电话前，请尽可能整理出准确的信息，包括突发的紧急情况，如心搏骤停、意识丧失等；疾病的具体部位；事故发生的具体位置，包括街道名称、门牌号码等；患者的基本情况，包括年龄、性别、症状等。

　　当急救电话接通后，要与调度员密切配合，保持镇定并根据调度员的指示清晰表达必要的信息，以便救援人员尽快到达事发现场。确保与急救中心的调度员保持通话，直到他们明确告知您可以挂断电话为止。

（林　坚　陈作兵）

第二章

饮食管理与健康

一

营养需求与
日常饮食管理

1. 为什么生病常被告知"忌辛辣食物"

在生病的时候，医师常叮嘱要"忌辛辣食物"，但常年吃辣的人"无辣不欢"，吃了似乎看不出来有什么实质性影响，便也不以为意。大多数人认为只要自己不觉得辣，吃得比平时稍微清淡点儿，就不是辛辣，认为医师的医嘱是多余的。事实真是如此吗？

专家说

"无辣不欢"并不值得提倡

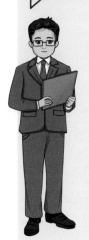

辛辣食物中含有辣椒素，会与自身口腔、咽喉、胃肠道、肛门等部位的辣椒素受体结合后释放炎症性递质，引起感觉器官产生灼热感，即我们所谓的"辣"，是一种痛觉。这种痛觉又能刺激中枢神经系统产生一种让人体兴奋的内啡肽，当吃辣产生的内啡肽＞吃辣本身产生的痛觉，人就会表现出喜爱的倾向。随着吃辣的增多，辣椒引起疼痛的阈值和刺激产生内啡肽的阈值也会随之升高，也就越吃越上瘾、越来越能吃辣。虽然辣椒素具有抗癌、抗炎、镇痛、调节血脂和降低胆固醇等作用，但摄入过多反而会导致炎症、神经/组织坏死、溃疡，甚至癌症。

辣椒素　辣椒素受体　饮食禁忌　饮食习惯

辛辣食物如何影响生病机体

不同人的体内辣椒素受体含量不一样。辣椒素受体含量低的人在摄入相同辣椒素食物后，不容易出现炎症反应。辣椒素受体的量，在环境因素、饮食因素和疾病因素的影响下，也会上调表达。因此，在正常情况下吃辛辣食物感觉不到问题，但是在患有咽喉炎、会厌炎、扁桃体炎、口腔溃疡、肺炎、胃肠道疾病、心脏病等疾病时，摄入辛辣食物可能会加重炎症反应，引起疼痛和不适感，致使病情反复、不见好转。

此外，辣椒素属于脂溶性物质，摄入辣椒素后产生刺激和欢愉感会相应增加高脂肪食物的摄入，这也加重了胃肠道负担，不利于相关疾病的恢复。

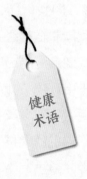

辛辣食物不只是指带有辣味的食物，所有具有强烈刺激性的食物都属于这个范畴，一般包括：①蔬菜类，如辣椒、韭菜、洋葱、茴香、芹菜、香菜，生的葱、姜、蒜等；②调味品，如胡椒、料酒、花椒、八角、桂皮、芥末等；③饮品类，如酒及含酒精的饮料。

（冯丽君　胡大一）

2. 为什么"**少吃多动**"身体 反而**更脆弱**了

"少吃多动""管住嘴，迈开腿"是减重人士常挂在嘴边的口号。但单纯依靠能量赤字，饮食摄入过少，又大量运动消耗，机体容易缺乏许多营养素。长此以往，人体会更加虚弱，可能伴随精神萎靡、食欲不振、免疫力下降，不利于健康，甚至影响正常生活。

专家说

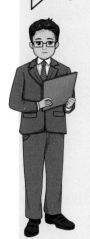

少吃需警惕营养素缺乏

营养素是人们需要以食物的形式从外界环境中摄取的用于维持机体生存、繁殖、发育等一切生命活动的物质。人体功能的正常运转需要各种营养素的支撑，少吃的人，往往摄入的食物种类也会较少，这就导致了许多营养素缺乏。有研究显示，多类疾病的病因是缺乏某种营养素，如缺乏钙会导致佝偻病、骨质疏松；缺乏维生素 A 会导致夜盲症；缺乏维生素 B_2 会导致口腔溃疡等，这些都是饮食结构不合理所致。

过度运动并不能获得更多健康，甚至有损健康

大约有 32 种疾病与过度跑步有关。如果运动参与者无节制、盲目地进行运动，直接的表现是导致肌肉蛋白分解、损伤骨骼肌肉。尤其对于饮食量不足者，

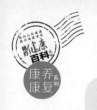

运动时往往会因为体内其他能量供应不足，导致机体更多地动员肌肉分解供能，过度运动则会使肌肉蛋白加速分解，进而造成肌肉损耗。因此，不从个体实际情况出发正确评估摄食营养状况、身心状况和运动方式，运动过程缺乏科学指导和监控，极易导致肌肉损耗，进而影响健康。

如何做到合理饮食和适量运动

营养素广泛存在于各种食物中，只要食物种类足够丰富、多样化，通常能够保证人体必需营养素的充足摄入。有减重需求的人群，可在此基础上适量减少脂肪和碳水化合物的摄取，增加优质蛋白摄入，如瘦肉、鱼虾类、豆类和乳制品。

适量运动主要根据个体的年龄、身体、生活状况，结合居家康养康复需求，选择适合自己的运动方式和项目，运动时应遵循"不感疲劳、循序渐进"等原则，并持之以恒。建议每周进行中等强度有氧运动（包括快走、慢跑、健身操、骑自行车、球类运动、游泳等）150~300分钟，并隔天进行抗阻运动，每次10~20分钟。

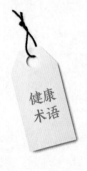

营养紊乱： 指营养物质摄入不足、过量或比例异常，与机体的营养需求不协调，从而对细胞、组织、器官的形态、组成、功能及临床结局造成不良影响的综合征，其中包括营养不良、微量营养素异常和营养过剩。我们可以记录自己每天的饮食情况，到营养咨询门诊找营养师进行咨询。

（冯丽君　胡大一）

3. 为什么"**少吃主食多吃菜**"并不会让人更健康

很多人认为"主食吃多了会长胖""减肥不要吃晚饭",所以会选择减少主食摄入,甚至不吃主食,增加蔬菜的量,或者用水果替代主食,很多减肥的人常选择放弃晚饭。虽然"少吃主食多吃菜"或许对减肥有一定帮助,但并不会让人更健康。

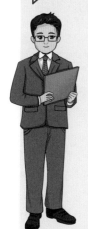

专家说

主食不只包括谷物和杂豆

主食包括米、面、杂粮、薯类等食物,而人们常说的蔬菜是富含各种维生素、膳食纤维、矿物质的低热量食物,如青菜、菠菜、芦笋、黄瓜等。有一些人们比较熟悉的蔬菜,如土豆、番薯、莲藕、山药、玉米等淀粉含量高,可以归为主食。如果把它们长期当作菜来吃,就要适当减少其他主食的摄入量。

长期少吃主食、多吃菜有损健康

少吃饭、多吃菜并不会使机体获得全面均衡的营养。主食里有很多营养成分是蔬菜里没有的,而且,蔬菜的不正确烹调方式也容易导致油脂摄入过多,从而导致高脂血症、肥胖等慢性疾病。碳水化合物是生命细胞结构的主要成分及主要供能物质,有调节细

活力的重要功能，并且能起到调节脂肪代谢、提供膳食纤维、节约蛋白质、抗生酮、解毒和增强肠道功能的作用。当膳食长期缺乏碳水化合物时，机体就会动员肌肉分解供能，从而抑制肌肉生长。持续供能不足，容易导致全身无力，血糖水平降低，产生头晕、心悸、脑功能障碍等症状，低血糖时间过久，严重者可造成脑部损伤、昏迷，甚至危及生命。

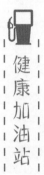

如何健康吃主食

《中国居民膳食指南（2022）》建议普通居民保证每天摄入谷类食物 200~300 克（其中全谷物和杂豆类占 50~150 克）、薯类 50~100 克，活动量大的人群可适当增加，主食宜粗细搭配。

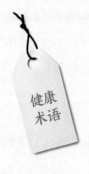

主食：饮食中可以配合菜肴食用的各种淀粉类食物。其原料包括稻米、小麦、小米、玉米等谷物，马铃薯、甘薯、芋头等薯类，以及红小豆、绿豆、芸豆等含淀粉豆类。除粥、馒头、饼、面条等外，还包括各种面点，以及燕麦片、早餐谷物等加工品。

（冯丽君　胡大一）

4. **蔬菜**到底如何吃才更健康

中国居民平衡膳食宝塔建议成人每天摄入300~500克新鲜蔬菜，要求蔬菜种类丰富。每种蔬菜含有不同种类和量的营养素，若长期只吃一种蔬菜，很容易造成营养不均衡，影响身体健康。

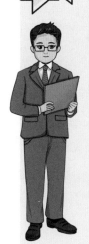

蔬菜应搭配着吃才更有营养价值

蔬菜按照结构及可食部分不同，分为叶菜类、根茎类、瓜茄类、鲜豆类和菌藻类，所含的营养成分因其种类、颜色不同，差异较大。建议根据个人体质和耐受情况，每天或每周增加蔬菜的种类和量，一重"鲜"，二好"色"，三多"样"，尽量选择深色蔬菜（深色蔬菜富含维生素K），并且确保各种颜色的蔬菜都摄入一些。

生吃蔬菜不一定更健康

菠菜、苋菜、芹菜、空心菜、芦笋等蔬菜中草酸含量较高，草酸可与钙、镁等矿物质离子发生反应，生成不溶性的沉淀，影响人体矿物质的吸收，长期摄入草酸会增加患尿路结石和肾结石的风险。所以，这类蔬菜焯水后食用更有益于健康。

豆角、四季豆中含有皂苷和植物血凝素，生吃轻则引起恶心、呕吐等症状，重则致命。但这两种有毒

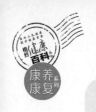

物质的热稳定性都较差，通过加热能去除它们的毒性。

鲜黄花菜含有秋水仙碱，经胃肠道吸收后，可在体内氧化为二秋水仙碱，具有较强的毒性，会刺激胃肠道黏膜和呼吸系统，食用不当易出现肠胃不适、腹痛、呕吐、腹泻等情况。

如何烹调才能减少营养流失

烹调对蔬菜中维生素的影响与洗涤方式、切碎程度、用水量、加热温度及时间有关。掌握正确的烹调方式能够更好地减少营养的流失。

1. 烹调前 叶菜应先洗后切，若将菜切了再冲洗，大量维生素就会流失到水中。

2. 烹调时 改变常规的煮、炖等烹调方式，可以尝试蒸蔬菜、焯水之后捞出凉拌或急火快炒，另外，添加一些醋、盐或淀粉也能够减少维生素 C 的流失。蔬菜煮得烂糊，营养损失很大，一般煮 5~10 分钟，维生素 C 损失 70%~90%。

3. 烹调后 煮的蔬菜，许多营养素容易溶解在汤中，建议吃菜喝汤，而且应尽快食用，不要隔夜。

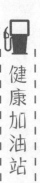

健康加油站

叶菜类蔬菜储存方法推荐——以菠菜为例

菠菜放入冰箱前不需要提前清洗，过于潮湿的环境会滋生细菌，蔬菜反而会很快腐烂变质。正确的做法是先把菠菜中的烂叶子摘下，散开整捆的菠菜，这样可以让菠菜不会从内里烂掉。预处理后，要将菠菜放在保鲜袋里，如果此时菠菜表面有很多水分，要稍微晾一下，然后用干净的棉布或厨房用纸把菠菜包裹起来，这样一来可以吸水、避免其在冰箱中形成凝结的水珠，二来可以锁住菠菜本身的水分，可谓一举两得。

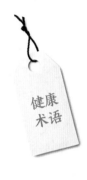

健康术语

亚硝酸盐中毒： 成人口服亚硝酸盐的最低中毒剂量为 300~500 毫克。亚硝酸盐与人体血液作用，形成高铁血红蛋白，导致组织缺氧，轻者表现为头昏、心悸、恶心、呕吐、嗜睡、烦躁、口唇发紫等，重者表现为神志不清、抽搐、呼吸急促，抢救不及时可危及生命。大量食用短期腌制的蔬菜，会有亚硝酸盐中毒的风险。绿叶菜、银耳、蘑菇等烹调后若放置时间过长，在细菌的分解作用下，其中含有的硝酸盐会被还原成亚硝酸盐，不利于身体健康。

（冯丽君　胡大一）

5. 为什么多吃**鱼**不一定更健康

俗话说"四条腿的不如两条腿的，两条腿的不如没有腿的"，鱼类因为其蛋白质含量丰富，脂肪含量低，富含多不饱和脂肪酸，成了

我们日常生活中蛋白质和"健康脂肪"的首选来源。但所有事物都有两面性，某些鱼食用过多可能导致体内某些重金属含量超标，对我们身体健康的影响不容忽视。

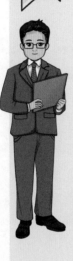

吃鱼 生物富集 重金属污染

专家说

为什么多吃鱼也有可能会危害健康

水体若被重金属污染，污染物可通过鱼类摄食、体表渗透和鳃黏膜吸附进入鱼体，然后通过血液循环进入其肌肉中，同时由于鱼的内脏、脑组织及鱼腩部位富含脂肪，有机农药与之具有较大的亲和力，故这些部位污染物的浓度高于鱼肉。所以，在吃鱼时我们最好吃鱼肉，尽量不吃或少吃鱼头、鱼皮和内脏。另外，对于"孩子吃鱼脑更聪明，吃鱼子会变笨"的传统观念也需要改变，儿童不宜多吃鱼脑、鱼皮。《中国居民膳食指南（2022）》推荐每周吃鱼2次或300~500克。

野生鱼并不比养殖鱼更有营养

一般而言，野生鱼类因生长环境复杂、活动范围广、生长周期长，重金属污染的风险较高。不少人吃鱼追求野生，认为其味道鲜美、营养丰富，事实并非如此。养殖鱼只要规范养殖，由于食物充足，生长周期较短，累积的重金属污染物相对较少，更安全。

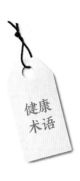

关键词

食物链富集效应：是指在生态系统中，有毒物质在生物体内逐渐积累，并随着食物链的传递而层层递进。在食物链中位置越高的生物，毒素的积累越高。

（冯丽君　胡大一）

6. "**无肉不欢**"怎么办

工作之余，烧烤、火锅、烤肉等已经成为当代年轻人外出聚餐的标配，肉类成了很多人的"快乐源泉"，其中畜肉类摄入占动物性食物摄入总量的比例最高。然而，过量食用肉食会导致饱和脂肪酸和血红素铁摄入过多，进而增加心血管疾病风险及肥胖、脂肪肝等疾病风险。那么该如何快乐、健康地吃肉呢？

专家说

畜肉与禽肉、鱼虾类搭配食用

鱼肉类脂肪含量多低于畜肉类，n-3 多不饱和脂肪酸含量较高，对于心脑血管健康有利；禽肉类饱和脂肪酸含量低，而多不饱和脂肪酸含量较高。食用肉类时优先选择鱼虾类，禽肉类次之，最后选择畜肉类，注意少吃肥肉、烟熏和腌制肉。

健康吃肉　摄入量自测

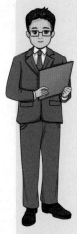

无肉不欢者如何控制肉类摄入量

肉类是蛋白质和必需营养素铁、锌及维生素 B_{12} 的重要膳食来源，吃得太少不行，吃得太多又会导致热量超标，还容易加重肾脏的负担。所以，适量吃肉很有必要。

改变进食顺序：可以搭配豆类、蔬菜类一起食用，改变进食顺序，细嚼慢咽，先吃菜，增加饱腹感，可较好地控制肉类的摄入量。

改变烹调方式：清淡、少油、少盐、少辣，选择适合的调味品，以减少食欲刺激。

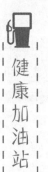

健康加油站

肉类摄入量自测法（去骨去壳）：普通成年人每天摄入自己手掌一掌心大小，厚度为自己小指厚度差不多的畜禽肉类（禽肉类较红肉类可适当增加一些）和整个手掌大小的鱼虾类。

（冯丽君　胡大一）

7. 怎样吃**蛋**才更健康

鸡蛋在我们的日常饮食结构中占有举足轻重的地位，有许多吃法，但若不注意方式方法，有时候也会吃出健康问题。

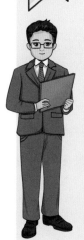

生吃鸡蛋并不会获得更多营养价值

有些人觉得，食物一经煮熟，就会流失很多营养价值，认为生吃可以获取比熟食更多的营养价值。但生鸡蛋很可能含有细菌（如大肠埃希菌），生食易造成肠胃不适并引起腹泻，严重的可能导致死亡。此外，鸡蛋清中含有抗生物素蛋白，需要高温加热才能破坏，否则会影响食物中生物素的吸收，使身体出现食欲不振、全身无力、肌肉疼痛、皮肤发炎、脱眉等症状。整蛋水煮，简单、少油，更健康。

鸡蛋的正确吃法

避免长期空腹吃鸡蛋。空腹过量进食鸡蛋，蛋白质将"被迫"转化为热能消耗掉，起不到滋补作用。同时，在较短的时间内过量积聚蛋白质，容易导致蛋白质在分解过程中产生大量尿素、氨类等有害物质，不利于身体健康。

此外，蛋黄是维生素和矿物质主要集中部位，富含磷脂和胆碱，对健康有益，一般不建议舍弃。通常

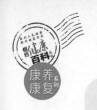

建议 7~12 月龄婴儿每天食用 15~50 克鸡蛋；1~2 岁宝宝每天
食用半个至 1 个鸡蛋；2 岁以上人群每天食用 1 个鸡蛋且不丢
弃蛋黄；有增肌需求的人可以每天食用 1 个整鸡蛋外加 2~3 个
蛋白。

（冯丽君　胡大一）

8. **奶类**食物应当怎样选

喝奶是有效的补钙方式，对青少年来说，喝奶可以强壮骨骼；对
中老年人来说，喝奶可以预防骨质疏松。市面上奶类品种繁多，应根
据自身情况和需求选用，并关注配料表和营养成分表。

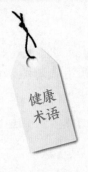

乳糖不耐受： 是多发生在亚洲地区的一种
先天的遗传性表达。由于该类人群的体内缺乏分
解乳糖的乳糖酶，使未分解吸收的乳糖进入结
肠后被肠道中的细菌发酵成为小分子的有机酸
（如醋酸、丙酸、丁酸等），并产生 CH_4、H_2、
CO_2 等气体，临床表现为肠鸣、腹胀、腹痛、
排气、腹泻、嗳气、恶心等。

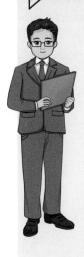

专家说

奶类选择的标准有哪些

日常生活中选购奶类时应学会看配料表和营养成分表。配料表越短越好，首选"生牛乳"，营养成分表中蛋白质含量大于 2.9 克/100 毫升且钙含量大于 100 毫克/100 克，这一类是最推荐的。此外，根据脂肪含量可将奶类分为脂肪含量小于 0.5% 的脱脂奶，脂肪含量在 1.0%~1.5% 的低脂奶和脂肪含量大于 3.0% 的全脂奶。牛奶的脂肪含量越高，其奶香气味和浓厚口感越出众。普通人群若不需要控制热量又很在意牛奶的口感，可选择全脂奶；糖尿病、肥胖、高脂血症、高胆固醇人群或饮奶量较大人群，建议选择低脂或脱脂奶；低蛋白人群建议选择高钙高蛋白牛奶。

选择巴氏奶还是常温奶

巴氏奶营养素保留较多，但需低温冷藏，脱离低温保护可能会导致牛奶品质降低，肠胃不好的人食用可能引起腹泻。常温奶杀菌彻底，虽营养素损失较多，但保质期长，携带方便。家里有冷藏条件、每周可以去超市购物至少两次的消费者，可选择巴氏奶。如果没有冷藏条件，或者需要携带牛奶外出，如在郊游、旅途当中饮用，则适合选择可以常温保存的牛奶。

乳糖不耐受怎么办

乳糖不耐受人群，应首选酸奶、奶酪或低乳糖奶制品。此外，由于空腹时牛奶在胃肠道通过的时间短，其中的乳糖不能很好地被小肠吸收而较快进入大肠，会加重乳糖不耐受症状，因此，也可通过少量多次的方式降低不良反应。

关键词

奶制品　补钙　乳糖不耐受

《中国居民膳食指南（2022）》推荐牛奶摄入量为 300~500 毫升，100 克鲜牛奶 =100 克酸奶 =12.5 克奶粉 =10 克奶酪，牛奶的克与毫升基本可按 1∶1 的关系换算。

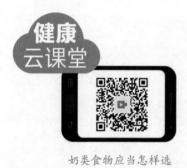

健康
云课堂

奶类食物应当怎样选

（冯丽君　胡大一）

9. 水果怎样吃才更健康

　　水果富含微量营养素、膳食纤维和植物化学物，是平衡膳食的重要组成部分，膳食指南建议天天吃水果。水果种类很多，不同水果的营养价值相差很大，只有合理搭配，并以合适的方式食用，才能享受营养、促进健康。

水果生吃、熟吃还是榨汁

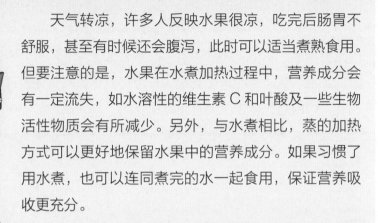

天气转凉，许多人反映水果很凉，吃完后肠胃不舒服，甚至有时候还会腹泻，此时可以适当煮熟食用。但要注意的是，水果在水煮加热过程中，营养成分会有一定流失，如水溶性的维生素 C 和叶酸及一些生物活性物质会有所减少。另外，与水煮相比，蒸的加热方式可以更好地保留水果中的营养成分。如果习惯了用水煮，也可以连同煮完的水一起食用，保证营养吸收更充分。

水果不建议榨汁食用。榨汁不仅会损失大部分膳食纤维、维生素和矿物质，还会破坏水果的细胞壁，使细胞内的糖分游离到细胞外，变成游离糖。游离糖进入人体后，能够更快地被机体吸收。因此，喝果汁对血糖的影响更大，也更容易导致高血糖的发生。

水果饭前吃还是饭后吃

有减重需求者，如果胃肠功能正常，可以考虑饭前吃水果，这样可以增加饱腹感，进而可减少正餐的食物摄入量。

如果胃肠功能较差或患有慢性胃炎、胃十二指肠溃疡，则建议两餐之间吃水果为佳，这样可以减少水果所含的膳食纤维、果酸等对胃肠黏膜的直接刺激。

关键词

水果　膳食模式　维生素 C

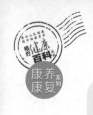

水果发霉腐烂千万别吃

新鲜的水果如果不及时食用，放久了都会有一点儿腐烂的部位。许多人会把腐烂的部分剜掉后再吃，但是，霉烂水果上的展青霉素能"扩散"和"感染"其他看似正常的部分。所以，把霉变部位去除再食用未必安全。展青霉素不仅具有免疫毒性和致畸性，而且对人体多个器官有毒害作用，即便高温加热、杀菌处理也无法完全消除。因此，水果一旦腐烂，建议直接丢弃，不再食用。

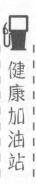

健康加油站

水果怎么选择

枣类、柑橘类、猕猴桃、沙棘、草莓等维生素C含量较高；杧果、柑橘、木瓜等红、黄色水果胡萝卜素含量较高，具有保护视力和抑制肿瘤生长的作用；香蕉、黑加仑、龙眼等钾含量较高，具有调节能量代谢和降血压的作用。

（冯丽君　胡大一）

10. 为什么说 **0 添加食品** 不等于健康食品

食品从手工现场制作销售转向大规模工业生产，为了保障在生产、运输、包装过程中食品品质，增加防腐剂等添加剂是必要的手段。因此，"0 添加"并不代表更健康、更绿色，大众应提升对食品添加剂的认知。

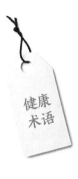

健康术语

食品添加剂：是指为改善食品品质和色、香、味，以及为防腐、保鲜和加工工艺的需要而加入食品中的人工合成或天然物质。目前按照功能可将其分为 22 个类别，常见的有抗氧化剂、膨松剂、着色剂、防腐剂、甜味剂、食品用香料等。

专家说

食品添加剂 ≠ 非法添加物

为了规范食品添加剂的使用、保障食品添加剂使用的安全性，国家制定颁布了《食品安全国家标准 - 食品添加剂使用标准》（GB 2760 - 2014）。该标准规定了食品中允许使用的添加剂品种，并详细规定了使

0 添加　食品安全　食品添加剂

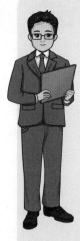

用范围、使用量。食品中的非法添加物指在食品生产加工等过程中加入一些食品法律法规不允许的化合物。人们经常听到的"吊白块""苏丹红"和"三聚氰胺"等，都是不能加入到食品中的，可能会在一定程度上危害人们的健康，所以都属于非法添加物。两者不能混为一谈。

"0 添加"并不一定更健康

添加剂越少并不一定越健康，应看其成分并具体分析它对人体的影响。虽然有证据显示部分添加剂极低剂量就会带来负面健康影响，但绝大多数添加剂有足够的安全系数。"0 添加"的标识会让大家有一定的误解，首先，没有明确指出与同类食品相比没有添加何种添加剂；其次，容易诱导大家把"0 添加"等同于纯天然。"0 添加"并不等于更安全、更健康。有些标注"不含防腐剂"的食品是通过添加大量盐和糖来实现长期保存的，经常吃这样的食品会对健康造成一定损害。

"有添加"不代表不安全

食品添加剂的获批和使用是受到严格监管的，允许在食品工业中投入使用的食品添加剂都经过了严格的安全性评估和测试，且允许使用范围和允许残留量都有明确规定。相反，"0 添加"食品可能存在一定隐患，如果少了防腐剂，食物更容易变质，进而带来健康风险，尤其是不能一次性吃完的食品，如果其本身的成分不足以抑制微生物的生长，添加防腐剂是保证食品安全的必要措施。此外，有些标注"不含防腐剂"的食品是通过添加大量盐和糖来实现长期保存的，经常吃这样的食品会对健康造成一定危害。

（冯丽君　胡大一）

二

营养素的
使用

11. 每个人都需要的
微量元素和维生素有哪些

关键词

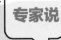

一般人在饮食均衡的情况下，通常不会出现微量元素和维生素缺乏的情况。如果挑食或食物匮乏则有可能会缺少维生素、微量元素。由于各种食物所含微量元素不同，推荐通过食物进行补充，荤素搭配，多吃新鲜的蔬菜、水果。目前市面上有多种维生素和微量元素的制剂，可根据需要遵医嘱服用。

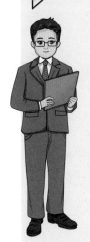

专家说

1. 微量元素 通常指在人体内的含量小于0.01%体重的矿物质，分为三类：第一类为人体必需的微量元素，包括铁、碘、锌、硒、铜、钼、铬、钴等；第二类为人体可能必需的微量元素，包括锰、硅、镍、硼、钒等；第三类为具有潜在毒性，但在低剂量时，对人体可能有益的微量元素，包括氟、铅、镉、汞、砷、铝、锂、锡等。

2. 脂溶性维生素 溶于有机溶剂而不溶于水的一类维生素，包括维生素 A、维生素 D、维生素 E 及维生素 K，吸收后可与脂蛋白或某些特殊蛋白质结合。脂溶性维生素易贮存于体内，排泄缓慢（维生素 K 除外），长期过量摄入可能会对健康造成不良影响，若摄入过少，则会缓慢出现缺乏相关脂溶性维生素的表现。

微量元素 维生素 毒性作用

3. 水溶性维生素 能在水中溶解的一类维生素，包括 B 族维生素（维生素 B_1、维生素 B_2、维生素 B_6、维生素 B_{12}、泛酸、叶酸、烟酸、胆碱、生物素）和维生素 C。当机体对水溶性维生素的需要量达到饱和后，多余部分不会被储存于体内，将随尿液排出体外；反之，若组织中水溶性维生素耗竭，摄入的维生素将大量被组织摄取利用。水溶性维生素一般无毒性，但长期过量摄入也不利于健康，若摄入过少，则会较快地出现缺乏相关水溶性维生素的表现。

健康加油站

微量元素属于矿物质，维生素是维持人体正常生命活动所必需的一类低分子量有机化合物，这是两个不同的概念。

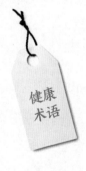

健康术语

维生素 C： 是人体所必需的水溶性维生素之一，在水果和蔬菜中含量丰富。其水溶液不稳定，高温下容易被破坏，在有氧存在或碱性环境中极易氧化。主要参与体内的氧化还原反应，包括促进骨胶原的生物合成、改善铁和叶酸代谢、清除自由基、改善免疫功能、解毒及预防癌症等。人体运动后可适量补充。

（许志生　胡大一）

12. 营养素补充剂
应当怎样选

营养素补充剂主要适用于婴幼儿、老年人和某些亚健康、患有慢性消耗性疾病的人群。对于普通人群，建议通过合理膳食来获取充足的营养。若因为特殊状况使用营养素补充剂，应咨询专业人员（营养师或医师），以获得专业指导，在个性化评估后按需服用，同时还须注意服用方法和剂量，过量服用可能有害。

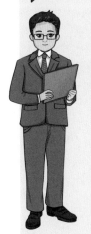

根据 2005 年发布的《营养素补充剂申报与审评规定（试行）》，我国将营养素补充剂定义为一种补充维生素、矿物质而不以提供能量为目的的产品，其作用是补充膳食供给微量营养素的不足，预防营养缺乏和降低发生某些慢性退行性疾病的风险。营养素补充剂是一种食品，纳入保健食品管理，需要经过注册。经批准的营养素补充剂不得声称具有其他特定保健功能。营养素补充对慢性疾病的预防尚缺少临床证据，亦不能代替药物。

营养素补充剂选择应在专业人员指导下进行，推荐选用原则如下。

1. 规划膳食搭配，若每日营养素摄入量已达推荐量标准，则无须额外补充。

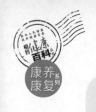

2. 当机体需要补充营养素时，原则上"缺什么补什么，缺多少补多少"。

3. 根据专业人员的指导，选择合格的、适宜自己的处方药或非处方药，价格不一定越贵越好，注意单位含量的不同和来源。

4. 补充剂量应依据中国居民膳食营养素参考摄入量，但不宜超过推荐量或与同类营养素补充剂同时食用。

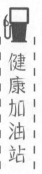

营养素补充剂作为保健食品的一个类别，是补充膳食营养或者特殊营养物质的重要手段，在防治营养缺乏病、促进健康等方面具有重要作用。其适用人群包括孕妇、乳母、幼儿、老年人，处于疾病状态下或存在疾病高危因素的人群，处于特殊环境下（如高原、高温、低温、低日照、高等强度运动和体力活动等）或从事特殊职业的人群。

（许志生　胡大一）

13. 如何正确查看和使用
营养成分表

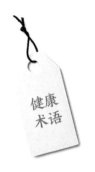

健康术语

营养成分表是食品标签上关于该食品主要营养成分的说明，是标有食品营养成分名称、含量和占营养素参考值（NRV）百分比的规范性表格。目前，我国预包装食品营养标签通则规定必须标示能量和核心营养素（包括蛋白质、脂肪、碳水化合物和钠）的含量及其营养素参考值百分比（NRV%），后者是用于比较食品营养成分含量的参考值，其他营养成分如膳食纤维、钙等可以选择性标示。

营养素参考值: "中国食品标签营养素参考值"的简称，专用于食品营养标签，是用于比较食品中营养成分含量的参考值，是消费者选择食品时的一种营养参照尺度。

营养成分表　营养素参考值　「0」界限值

营养标签（仅标示能量和核心营养素）

项目	每100克(g)或100毫升(mL)或每份	营养素参考值%或NRV%
能量	千焦(kJ)	%
蛋白质	克(g)	%
脂肪	克(g)	%
碳水化合物	克(g)	%
钠	毫克(mg)	%

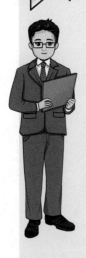

营养成分表上的数据是基于每份食品或每 100 克 / 100 毫升的，而不是整个包装的总量。如果包装规格不同，"每份"的量不同，那么摄入的营养素也会相应地增加或减少。建议根据自己的身体状况和活动水平，选择适合的能量摄入量，并注意平衡能量来源，避免过多或过少地摄入某一种营养素。有些预包装食品的营养标签存在满满的小心机，营养成分表以 30 克为单位，但实际包装量却是 90 克，那么一次吃完一整包就需要换算一下了。

此外，每种营养成分的"0"界限值意味着已经不具有实际的营养意义，但并不代表完全没有。根据规定，蛋白质、脂肪和碳水化合物的"0"界限值为 ≤ 0.5 克，反式脂肪酸为 ≤ 0.3 克，胆固醇、钠为 ≤ 5 毫克（均以每 100 克或 100 毫升计）。以反式脂肪酸为例，若包装食品每 100 克中含 0.3 克，也可以称其为"0"反式脂肪酸食品。

（许志生　胡大一）

14. 为什么**保健品**
不能代替**药品**

关键词

保健品是保健食品的通俗说法。保健品指具有保健功能或以补充维生素、矿物质等营养物质为目的的食品。它适合特定人群食用，可调节机体功能，但不以治疗疾病为目的，并且对人体不产生任何急性、亚急性或慢性危害。因此，保健品只是食品的一种，并不能直接用于治疗疾病，生病了应该及时就医、遵医嘱服药，适当加强康复锻炼。

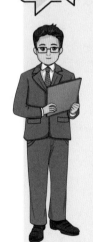

专家说

保健品是食品的一种

保健品具有明确的法律定位，产品属性为食品，虽有调节机体的功能，但不以治疗疾病为目的，也无法治疗疾病。

保健品不能替代药品

对于生理功能正常，想要维护健康或预防某种疾病的人来说，保健品是一种营养补充剂。不过，健康人群日常均衡饮食摄入的各种营养物质基本能够满足人体所需，一般不建议额外食用保健品。对于生理功能异常的人来说，保健品可以调节某种生理功能、强化免疫系统功能。但若需要补充，应当咨询医师或营

保健食品 药品

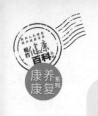

养师，在正常摄入范围内适当补充。而药品是指用于预防、治疗、诊断疾病，有目的地调节人体生理功能并规定有适应证、用法和用量的物质。两者有着本质的区别。把保健品当药吃，拒绝就医，往往会延误治疗时机或使病情加重。

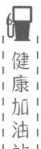

我国对保健食品实行注册审评制度，经审查合格的保健食品由国家市场监督管理总局颁发《保健食品批准证书》，准许使用保健食品标志"小蓝帽"（这是我国保健食品特有的标志），下方标有食药监管部门的批准文号，相当于产品的"身份证"。消费者可通过国家市场监督管理总局特殊食品信息查询平台查询批准文号，核对产品批号和功能声称是否存在虚假，是否存在套用产品厂商的情况，以及保质期、功效和成分等关键信息。消费者应在具有营业执照和食品经营许可证的场所购买保健食品并保存购买凭证。

（许志生　胡大一）

第三章

居家运动与日常生活

一

运动锻炼

1. 为什么**运动**是 促进健康的**良药**

运动可以增强免疫力，提高心肺功能和代谢，改善体态；降低患心脑血管疾病、糖尿病等慢性疾病的风险；改善心理健康，减轻焦虑和压力，提高睡眠质量，增强记忆力；延缓衰老和延长寿命；提高生活质量和幸福感。

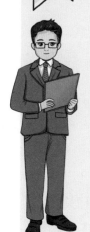

专家说

怎样做到适量运动

根据世界卫生组织（WHO）发布的《关于身体活动有益健康的全球建议》，可以根据年龄阶段选择合适的运动量。只有保持适宜运动量，才能起到较好的锻炼身体的效果。

运动量 = 运动时间 × 运动强度 × 运动频率。

1. 儿童和青少年（5~17 岁） 平均每天应至少进行 60 分钟中等强度至高等强度的以有氧运动为主的体育锻炼。另外，每周至少应有 3 天进行高等强度的有氧运动，以及增强肌肉和促进骨骼健康的运动，还要注意减少电子产品的使用时间，避免久坐。

2. 成年人（18~64 岁） 每周应该进行至少 150~300 分钟中等强度有氧运动，或 75~150 分钟高

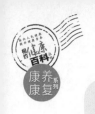

等强度有氧运动，或是等量的中等强度和高等强度有氧运动相结合的运动方式。此外，每周 2 天或 2 天以上进行中等强度或更高强度增加肌肉力量的抗阻运动，锻炼所有主要肌肉群，并减少久坐行为。

3. 老年人（≥ 65 岁）　运动力量与成年人相似，但需要注意的是，老年人平衡能力下降，每周应至少有 3 天进行以增强平衡能力和力量训练为主的身体活动，增强身体功能和防止跌倒。

运动中如何避免意外伤害

1. 青少年身体功能尚未发育完全，骨骼和肌肉也相对脆弱，运动时需注意根据自身体质和技能水平，选择适合自己的运动方式和强度。避免过度运动对身体造成伤害和发育不良。

2. 成年人身体功能较为完善，在进行体育运动时，需要适度，防止过度疲劳，还需要注意补充足够的营养和水分，避免因运动引起脱水。

3. 老年人身体功能逐渐退化，容易出现各种慢性疾病和关节退行性疾病，如骨质疏松和高血压等。因此，老年人在进行体育运动时，必须进行热身和拉伸，以保证身体的柔韧性和关节的灵活性，还需要遵守医嘱，避免因运动引起心脏不适和呼吸困难等健康问题。

居家康养康复一般首选低、中等强度有氧运动，不同强度运动类型如下。

1. 低等强度有氧运动　如慢走、瑜伽、太极拳等。

2. 中等强度有氧运动　如慢跑、快走、骑自行车、游泳、打羽毛球等。

3. 高等强度间歇有氧运动　如高等强度间歇训练、踏步机训练等。

（刘晓丹　胡大一）

2. 为什么**运动**既可以**增强免疫力**又会**破坏免疫力**

适度且规律的中等强度运动能增强免疫力，提高身体抵抗力。运动通过促进血液循环和淋巴液流动，增加血液中白细胞数量，从而提高免疫系统功能，增强机体对病毒和细菌的防御能力。然而，强度过高的运动可能产生负面影响，如产生过多自由基，导致细胞损伤，削

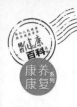

弱免疫系统；增强应激反应，抑制免疫系统的正常功能。因此，运动适度是关键。

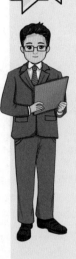
过度高等强度运动会破坏免疫力

你是否曾在运动后出现过感冒、咳嗽、流鼻涕的情况呢？这是因为运动和免疫力之间有着奇妙的关系。运动强度过高时，机体应激反应急剧增加，免疫细胞大量进入血液。运动结束后，淋巴细胞浓度会下降，其活性、增殖和分化能力降低，免疫球蛋白的含量和功能也下降，导致保护人体的屏障减弱、免疫力低下。这段时间称为"开窗期"，是人体最脆弱的时候。若在此时接触到细菌和病毒，运动后又没有注意休息和恢复，身体就会发出警报，出现感冒、头痛等症状。

适度规律的中等强度运动可增强免疫力

适度、规律的中等强度运动有助于增强免疫力。运动强度、运动时间和运动后的恢复对免疫力影响很大。科学运动可更好地促进身体健康，应选择中等强度有氧运动，如慢跑、游泳、骑自行车等。运动时间为每周 3~5 次，每次 30~60 分钟，并坚持长期规律运动。

运动后应注意适当补充营养和保持水分平衡。健康合理的饮食可以补充运动中消耗的糖分，防止肌肉分解，并促进肌肉合成。夏天大量出汗时，需要适量补充水分和电解质。另外，运动后要适当休息和睡眠。睡眠时体内生长激素处于分泌高峰期，有助于免疫细胞的增殖和修复，对肌肉的修复和生长至关重要。如果已经感冒，应多加休息，以恢复身体免疫力。感冒痊愈后，应从低等强度的运动开始，逐步让肌肉和关节适应。

（刘晓丹　胡大一）

3. 为什么运动有助于**降血压**

适量运动可以通过多个途径降血压：①增强心脏肌肉的力量和泵血效率；②改善血管的弹性，增加舒张血管物质分泌，减少血管阻力，促进血液顺畅流动；③控制体重，减少脂肪堆积，减轻心脏负担；④降低交感神经活性，减少体内的应激反应；⑤增加心脏的泵血量和血液循环速度，提高氧气和营养供应。因此，运动能预防和控制高血压，降低心血管疾病发生的风险。

 专家说 不同血压水平（见下表）人群运动方式选择

1. 高血压人群　首选有氧运动，如慢跑、游泳、骑自行车、快走、跳绳、做健身操等。心率保持

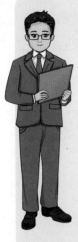

在 150 次 / 分钟的有氧运动可以为心肌供给足够的氧气。

2. 正常高值人群 首选等张训练，可选择卧推、负重蹲起、负重高抬腿和负重弓箭步，每次运动不超过 30 分钟，且两次练习之间最好间隔 48 小时以上。

3. 存在高血压危险因素人群 可采用等长训练结合有氧运动的方式。等长训练包括平板支撑和静蹲，每天都可以进行，每次 5~10 分钟。

运动降血压也应注意方式方法

1. 适宜的运动有助于降血压，但不能替代药物治疗，要在医学治疗的基础上将运动作为辅助手段促进降压。此外，并不是所有高血压患者都适合运动降压，对于经常不活动或有心血管疾病的患者，过量或不当的运动可能会导致心搏骤停。

2. 运动要注意时间段，由于清晨血压较高且为心血管疾病高发时段，因此建议高血压患者选择下午或傍晚进行锻炼。

3. 高血压患者运动时要注意配合良好的呼吸方法——发力时呼气，还原时吸气，同时应对运动过程及运动后的血压和疲劳反应进行监测、记录。

高血压：是指血液在血管中流动时对血管壁的压力值持续高于正常值的现象。高血压常被称为"无声的杀手"，大多数患者可在没有任何症状的情况下发病，并且血管壁长期承受着高于正常的压力会导致冠心病、脑卒中等严重疾病。成年人在未使用抗高血压药的情况下，非同一天测量3次血压，收缩压（俗称高压）≥140mmHg和/或舒张压（俗称低压）≥90mmHg，可诊断为高血压。根据血压升高水平，可将高血压分为1级、2级和3级；根据心血管风险水平，可分为低危、中危、高危和很高危4个层次。

血压水平分类和定义

分类	收缩压 /mmHg		舒张压 /mmHg
正常血压	<120	和	<80
正常高值	120~139	和 / 或	80~89
高血压	≥ 140	和 / 或	≥ 90
1 级高血压（轻度）	140~159	和 / 或	90~99
2 级高血压（中度）	160~179	和 / 或	100~109
3 级高血压（重度）	≥ 180	和 / 或	≥ 110
单纯收缩期高血压	≥ 140	和	<90

注：当收缩压和舒张压分属于不同级别时，以较高的分级为准。

（刘晓丹　胡大一）

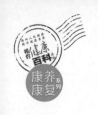

4. 如何选择**适合自己**的运动方式

关键词

运动方式 健康

选择适合自己的运动方式要考虑几个因素：你喜欢什么运动？身体状况怎么样？想达到什么目标？有多少时间？有没有合适的地方进行运动？

选自己喜欢的运动会更有动力和乐趣；选适合自己身体状况的运动可以避免受伤和太累；明确目标后选择合适的运动，则效果更好；选适合自己时间的运动方式、根据有无器材设施选择运动方式，有利于确保运动顺利进行。

专家说

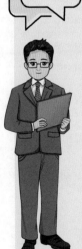

运动是保持身体健康的重要方式之一，但所有运动方式适合每一个人吗？答案当然是否定的！那么在众多的运动方式中，如何选择适合自己的运动方式呢？这显然困扰了很多人。如果你有这方面的困扰，不妨通过以下问题来找到适合的答案。

1. 平时身体状况如何？

A. 身体状况很好   B. 身体状况一般

C. 身体状况较差

2. 开始运动是为了达到什么目标？

A. 减肥塑形   B. 增强肌肉力量

C. 保持健康

3. 日常对什么运动感兴趣，喜欢什么样的运动方式和运动环境？

　　A. 户外（如操场、室外泳池）

　　B. 室内（健身房、室内泳馆）

　　C. 没人的地方（家）

4. 你正常情况下一天能有多少空余时间进行运动？

　　A. ≥ 1 小时 / 天

　　B. ≥ 0.5 小时 / 天

　　C. <0.5 小时 / 天

综合以上问题进行自我回答，把四个问题的答案统计后进行匹配，找到可能适合你的运动。（温馨提示：本次判断测试仅供参考，请结合实际情况开展运动，如患有慢性疾病、感冒等，请咨询医师后再决定是否开展运动。）

篮球、足球	AAAA AAAB AAAC AABA AABB AABC
	ABAA ABAB ABAC ACAA ACAB ACAC

举重、俯卧撑	ABBA ABBB ABBC ABCA ABCB ABCC
	ACBA ACBB ACBC

羽毛球、乒乓球	AAAA AAAB AAAC AABA AABB AABC
	ABAA ABAB ABAC ABBA ABBB ABBC
	ACAA ACAB ACAC ACBA ACBB ACBC
	BAAA BAAB BAAC BABA BABB BABC
	BBAA BBAB BBAC BBBA BBBB BBBC
	BCAA BCAB BCAC BCBA BCBB BCBC

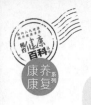

慢跑、骑行　　　AAAA AAAB AAAC AABA AABB AABC
　　　　　　　ABAA ABAB ABAC ABBA ABBB ABBC
　　　　　　　ACAA ACAB ACAC ACBA ACBB ACBC
　　　　　　　BAAA BAAB BAAC BABA BABB BABC
　　　　　　　BBAA BBAB BBAC BBBA BBBB BBBC
　　　　　　　BCAA BCAB BCAC BCBA BCBB BCBC

游泳　　　　　AAAA AAAB AABA AABB ABAA ABAB
　　　　　　　ABBA ABBB ACAA ACAB ACBA ACBB
　　　　　　　BAAA BAAB BABA BABB BBAA BBAB
　　　　　　　BBBA BBBB BCAA BCAB BCBA BCBB

广场舞、太极拳　ACAA ACAB ACAC ACBA ACBB ACBC
　　　　　　　BAAA BAAB BAAC BCAA BCAB BCAC
　　　　　　　CAAA CAAB CAAC CBAA CBAB CBAC
　　　　　　　CBCA CBCB CBCC CCAA CCAB CCAC

瑜伽　　　　　AABA AABB AABC AACA AACB AACC
　　　　　　　ABCA ABCB ABCC ACAA ACAB ACAC
　　　　　　　ACBA ACBB ACBC ACCA ACCB ACCC
　　　　　　　BABA BABB BABC BACA BACB BACC
　　　　　　　BBBA BBBB BBBC BBCA BBCB BBCC
　　　　　　　BCBA BCBB BCBC BCCA BCCB BCCC
　　　　　　　CAAA CAAB CAAC CABA CABB CABC
　　　　　　　CACA CACB CACC CBAA CBAB CBAC
　　　　　　　CBBA CBBB CBBC CCBA CCBB CCBC

散步、做简单的家务　ACAA ACAB ACAC ACBA ACBB
ACBC ACCA ACCB ACCC BAAA
BAAB BAAC BACA BACB BACC
BBBA BBBB BBBC BBCA BBCB
BBCC BCAA BCAB BCAC BCBA
BCBB BCBC BCCA BCCB BCCC
CABA CABB CABC CACA CACB
CACC CCAA CCAB CCAC CCBA
CCBB CCBC CCCA CCCB CCCC

跑步时如何正确呼吸

（刘晓丹　胡大一）

5. 想要**变得更灵活**该怎么办

　　想要变得更灵活，需要全方位地调整，包括做运动、改善生活习惯、吃得健康及保持好心情。首先，要注重柔韧性训练，可通过瑜

关键词

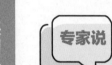

柔韧性 拉伸

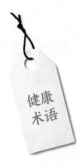

健康
术语

柔韧性：是指人体各关节的活动幅度，即关节的肌肉、肌腱和韧带等软组织的伸展能力，是身体健康素质的重要组成部分。

伽、舞蹈或拉伸等运动方式，增强肌肉灵活性和关节活动度；生活中还应保持正确姿势，避免长时间保持同一姿势，注意休息和放松；其次，饮食应均衡，摄入足够的蛋白质和各种维生素；最后，保持乐观的心态很关键，要学会放松，避免让自己长期处于紧张状态。

专家说

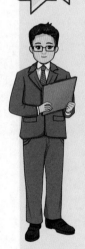

柔韧性训练的益处

良好的柔韧性不仅可以减少运动损伤、提高身体协调性及运动效率，还可以让人更好地适应各种日常生活活动。相反，如果柔韧性差，则容易导致肌肉僵硬、关节不稳、运动不协调。随着年龄的增长和身体活动减少，肌腱、韧带和关节囊等软组织会逐渐退化及变性，身体的灵活性会降低，可引起肩周炎、腰腿痛等退行性疾病，进而影响日常生活活动。通过柔韧性训练，人们可以增加关节的活动范围，改善关节的营养供应，缓解肌肉僵硬，除此之外，还可以增强神经肌肉的协调性，提高身体的灵活性，减少运动损伤。

柔韧性训练的运动处方

柔韧性训练的运动处方包括运动方式、运动强度、运动时间、运动频率和注意事项。

运动方式推荐静态拉伸。运动强度以有轻微牵拉感且无明显疼痛为宜。每个动作持续 10~30 秒，重复 2 次或 3 次，左右交替进行。每次应涵盖颈部至下肢的 8~10 个主要部位。总训练时长 10~15 分钟，建议频率为每周 3~5 次，每日 1 次。

注意事项：

1. 在开始运动前，进行 5~10 分钟有氧热身运动，避免拉伤。

2. 拉伸时，要穿宽松的衣服，保持身体舒适。

3. 训练时保持正常呼吸，拉伸动作要缓慢。

4. 坚持每天进行柔韧性训练，循序渐进，避免过度拉伸，切忌一次性过度练习。

5. 如果有任何不适或疼痛，应该立即停止运动。

（刘晓丹　胡大一）

6. 想要**增强肌肉力量**怎么办

想要增强肌肉力量，抗阻训练是关键，可通过深蹲及运用哑铃和弹力带等器械或辅助设备进行科学训练。训练强度应循序渐进，建议

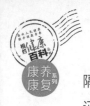

隔天进行，训练后肌肉需要充分休息，避免过度训练。肌肉生长要保证营养充足，需要摄入优质蛋白、适量碳水化合物和脂肪。想要增强肌肉力量，需要科学训练、适当休息和合理饮食。

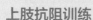

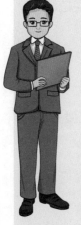

专家说 居家常使用哑铃（可用水瓶替换）等简易器械或徒手进行抗阻训练。

上肢抗阻训练

1. 站立位哑铃屈肘

目标肌肉：肱二头肌。

动作要点：①站立位，双脚分开与肩同宽，腰背部挺直，腹部收紧，手心向前，手握哑铃垂于身体一侧；②缓慢屈肘至最大程度，再控制速度缓慢放下。

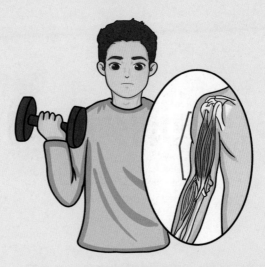

肱二头肌锻炼

2. 弓步哑铃伸肘

目标肌肉： 肱三头肌。

动作要点： ①双腿前后站立，前腿弓步，同侧手肘置于大腿处，向前俯身，后侧腿伸直；②另一只手握住哑铃，屈肘，肩关节贴紧身体不动，向后伸直手臂至最大程度，再控制速度还原。

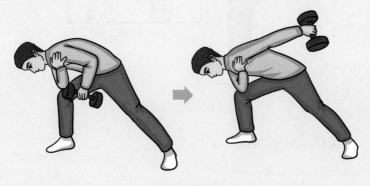

肱三头肌锻炼

下肢抗阻训练

1. 靠墙半蹲

目标肌肉： 股四头肌、股二头肌。

动作要点： ①站立位，双脚分开比肩稍宽，全脚掌着地，脚后跟不能离开地面，脚尖稍微分开；②挺胸收腹，双手自然垂放于身体两侧；③下蹲时保持后背挺直，膝盖不要超过脚尖；④臀部绷紧并稍向上翘起，保持重心在足底；⑤根据个人情况，下蹲角度由小到大，逐渐增加。

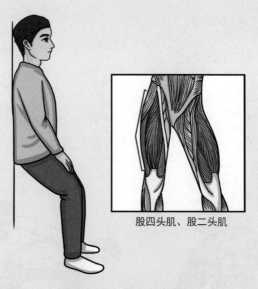

股四头肌、股二头肌

股四头肌、股二头肌锻炼

2. 站立位单腿提踵

目标肌肉：小腿三头肌。

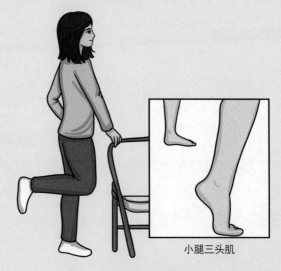

小腿三头肌

小腿三头肌锻炼

动作要点：①以要锻炼的一侧腿前脚掌立在稳定且略高于地面的平面上，后脚跟悬空，可手扶墙面或椅子来帮助稳定身体，另一侧小腿弯曲不接触地面；②保持身体直立，抬头挺胸，目视前方；③吸气时踮起脚尖至最高位置，呼气时再缓慢回到原位，不要憋气。

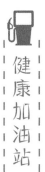

健康加油站

抗阻训练有益于心血管健康，人人都应进行抗阻训练。美国心脏协会声明，抗阻训练可使罹患心血管病的风险降低 17%，死亡风险降低 15%。只需使用中等重量负荷抗阻训练 8~10 种主要肌群，每组重复 8~12 次，每周 2 次，即可有效保护心血管健康。抗阻训练不限时间、不限地点，可通过对抗自身体重、使用辅助设备（如弹力带）或器械等多种方式完成，均可降低高血压、糖尿病、高脂血症等心血管病发生的风险。

（刘晓丹　胡大一）

7. 为什么**加强上肢运动**
有助于预防跌倒

人们步行的时候，上肢通常都会不自主地摆动。虽然摆动并不是步行的必要动作，但事实上合适幅度、恰到好处的摆动对身体平衡调

节非常有帮助。健康人自然行走时，手臂的摆动方向与下肢迈步方向相反且频率一致，这样走路时身体的旋转摆动就会更少；若对手臂运动进行限制，则会影响步行姿势和活动模式。

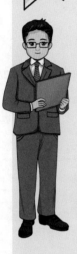

关键词

上肢运动　预防跌倒

上肢对平衡调整的影响具有两面性

在人体平衡受到挑战时，增大摆臂幅度能够获得更大的稳定性，可以产生平衡保护性活动来有效地帮助恢复平衡、防止跌倒。如为了防止直立活动时失衡跌倒，在惊慌失措或意外跌倒前，人们往往会摆动上肢、试图伸手抓握周边物件来维持平衡，或者通过代偿性跨步来维持身体平衡。

由于衰老的影响或身体活动减少，人体易呈现弯腰或驼背姿势，此时，若肩肘关节活动不足或存在障碍，躯干过度代偿往往会导致继发性肌肉挛缩、关节对线不良、疼痛，平衡就更加容易受干扰。

研究证实，长期练习太极拳能够更有效地改善姿势控制能力。此外，强健的上肢也能够帮助人们更好地使用日常活动中的手杖、肘拐、拐杖、助行器等步行辅助工具，能够更好地预防跌倒。

（许志生　胡大一）

8. 为什么**下肢运动策略**是增进平衡的关键

谈到身体平衡，人们往往更为关注上半身的姿势和动作，而忽视了下肢的作用。下肢不仅是支撑我们身体重量的基础，也是我们行走、跑步、跳跃等时保持平衡、避免跌倒的关键。与上肢相比，下肢在姿势控制和身体活动中需要更强的肌肉力量、稳定性和协调性，对平衡的影响更加明显。

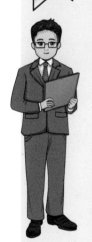

当今社会，人们越来越意识到身体平衡的重要性。研究发现，跌倒是我国 65 岁以上老年人因伤致死的首要原因。增进平衡能力，提高身体控制力，对预防老年人跌倒至关重要。

下肢运动策略的实践原则和方案

加强平衡的下肢运动原则为双足至单足、睁眼至闭眼、静态至动态，强度由易至难。下肢运动策略是身体保持平衡的法宝，可以通过增强下肢肌肉和提高身体对不稳定环境的应对能力（踝策略、髋策略、跨步策略）来增进平衡。具体可以通过一些适量的耐力训练（上下楼梯、踏步运动、骑自行车）和平衡训练（单脚站立、踮脚尖、闭眼平衡）来增强腿部肌肉的力

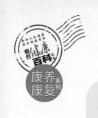

量和稳定性。此外，还可以尝试低等强度的跳绳、太极拳等运动，提高平衡能力和身体控制能力。训练时间推荐每次 5~10 分钟，每天 2~5 组，每周 2~3 天。

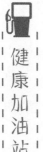

人体是一部复杂而精密的"仪器"。身体的各部位分工协作，不断进行调整修正。当我们行走或站立时，下肢肌肉通过对地面施加适当的力量来维持平衡。例如，我们行走时大腿肌肉和小腿肌肉会交替收缩和放松，同时提供足够的稳定性和推动力。这种下肢活动策略可以使我们的身体在不断变化的外部环境中保持平衡。

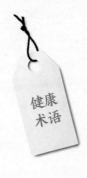

平衡策略：是指人体在维持平衡过程中，当重心在向偏离支撑面的方向移动时，人体为了维持重心所采取的相应部位的运动应对策略，主要包含踝策略、髋策略和跨步策略。如果较小的干扰下就采取了跨步策略，说明平衡能力较差。

（刘晓丹　胡大一）

9. 运动前的**热身准备活动**
怎么做

　　热身准备活动是运动前必不可少的环节，指在正式运动之前进行短时间、低等强度的活动，目的是唤醒肌肉、关节，调动人体的神经、心、肺及血管功能，大声告诉身体的各个部位："该醒醒啦，我们要开始运动了"，这样不仅能够提高运动的效果，更能有效预防关节、肌肉、韧带等部位的运动损伤。

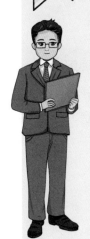

专家说

热身准备活动应循序渐进

　　热身准备活动的强度应当循序渐进，以避免运动损伤，同时减少关节、肌肉和血管系统的负担。即将开展的运动项目强度越大，热身准备活动的强度也就越大。热身准备活动需充分活动关节和伸展肌肉，让自己在运动中不受伤并且获益，但不要过量，不能在热身完成后就力竭了。

热身准备活动应适合个体

　　热身准备活动应根据实际情况个性化制订，以确保安全。一般热身准备活动通常为5~10分钟低等强度有氧运动，如各种走、跑、跳、身体游戏等身体练习，不可持续过长时间；专项运动的准备活动可进行

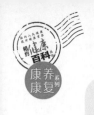

15 分钟左右相关运动动作预演，如篮球运动可以在运动前进行上篮或跳跃练习。

有效的热身准备活动步骤

1. 心肺激活，激活血液循环系统，可以根据自身情况进行简单的快走、慢跑。如果是室内的场地，可以选择做开合跳或高抬腿，1~2 分钟即可，避免力竭。

2. 动态拉伸，改善肌肉弹性。①拉伸臀大肌：单脚支撑，双手交替抱膝上拉，然后慢慢放下，一侧做 6~8 次；②拉伸大、小腿后群肌肉：一脚在前，勾起脚背，另一脚在后，慢慢屈膝，弯腰尝试用手触摸前脚的鞋底，然后再慢慢放松，双脚交替进行。

3. 激活核心肌群，可以选择做平板支撑、臀桥等活动，或是瑜伽中的一些体式。

4. 热身后及时进行运动锻炼。一般热身后 15 分钟内必须进行正式运动，因为预先进行的热身准备活动会在神经中枢相应部位留下兴奋性提高的"痕迹"，其产生的生理效应，有利于机体达到最佳运动状态。

（刘晓丹　胡大一）

10. 运动后**肌肉酸痛**怎么办

运动后出现肌肉酸痛，可使用泡沫滚轴、适度手法按摩或在酸胀肢体处穿戴加压套筒，并针对性地进行静态拉伸和热敷，以促进血液循环和缓解肌肉痉挛，但如果运动后肌肉酸痛较为严重，应适当休息，减少活动量。

关键词

专家说

运动后为何会出现肌肉酸痛

运动强度过高或运动姿势不当会导致乳酸堆积或损伤肌肉组织，引起肌肉不适或造成局部缺血和痉挛，最终会出现肌肉酸痛、疲劳和紧绷不适感，这种状况常于运动后 12~24 小时出现，24~48 小时达到高峰，3~7 天可自行缓解并消失。运动后肌肉酸痛属于正常生理现象，并且肌肉的修复和适应会使肌纤维增加，促使肌肉更加强壮。但如果肌肉疼痛时间过长或程度剧烈，应加以重视并及时就医。

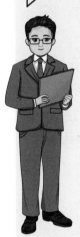

不同部位如何进行静态拉伸

将需要拉伸的肢体摆放至其关节活动范围的极限位置附近，以另一只手或利用墙壁、门框等使目标部位的肌肉被动拉长至有轻微拉伸的感觉即可，保持10~30 秒。

延迟性肌肉酸痛　静态拉伸

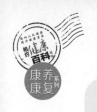

1. 肩背部拉伸　取站立位，双脚与肩同宽，脚尖朝前。将左臂从身前穿过，左手接近右髋部，用右手抓住左肘部，尝试朝下方和身体后侧牵拉左肘部，再对另一只手臂重复这些步骤，以拉伸三角肌后束、背阔肌、肱三头肌及斜方肌中下部。若将左手抬高至头上方，用右手抓住左肘部，向头后牵拉左肘部，使之压向左耳，除前述肌肉外，还能更有效地拉伸大、小圆肌，菱形肌和肱三头肌，对高过头顶的活动更有益。如果肌肉非常紧，也可双手围绕抱住肩膀，就像拥抱自己一样，向前拉动肩膀，拉伸三角肌后束、背阔肌、斜方肌及菱形肌。

2. 胸部拉伸　面朝门口或墙角站立，双脚与肩同宽，一只脚比另一只稍微靠前，伸直双臂，将双臂抬升至高过头部，将手掌放在墙上或门框上，身体前倾以辅助肩和肘屈肌拉伸。可将手掌放在不同高度以强化胸大肌、胸小肌牵伸。也可以坐在地上，两腿伸直，手臂伸直，手掌在离髋部约 30 厘米处十指朝后撑于地面，身体后倾即可有效拉伸胸大肌、胸小肌和三角肌前束、喙肱肌及肱二头肌。保持手臂伸直可获得最大拉伸效果。若手掌离髋部较近些，则较容易保持伸肘，但牵伸效果较弱。

3. 手臂、腕及手掌拉伸　取站立位，双脚与肩同宽，脚尖朝前。肘屈肌及前臂腕屈肌拉伸：向前方伸出左臂，与肩膀同高，伸直肘部手掌朝上，完全伸展左腕使指尖朝向地面，用右手抓住左手向后拉动；对另一只手臂重复以上动作。腕伸肌拉伸：掌心朝下，完全屈腕使指尖朝向地面。变式：双手十指交叉，手掌朝向远离身体的一侧，手臂与肩等高，伸直肘部并尽可能向前推手掌，主要拉伸桡侧腕屈肌、尺侧腕屈肌、旋前圆肌及掌长肌。

4. **髋及臀部拉伸** 髋及背伸肌拉伸：取仰卧位，保持左腿放平，屈右膝，双手抓住右膝朝胸前拉动。若以右手抓住右膝，左手抓住右踝，将小腿作为一个整体拉伸，则可以进一步强化对髋外旋肌和伸肌的拉伸。坐姿髋外旋肌的最小拉伸：右膝屈曲盘腿坐于合适高度桌面，右小腿应尽可能平放，左膝下垂，或左足支撑立于地面，手臂向前伸出，弯曲躯干，直至感觉到轻微的拉伸感（轻微的疼痛）。髋外旋肌和背伸肌拉伸：取坐位，左腿伸直，右腿弯曲，将右足放在左膝外侧，弯曲左臂并将左肘外侧靠在右膝外侧上，同时右臂支撑在右髋部附近的地面上以维持身体稳定。拉伸时，保持躯干打直，不弯腰或弓背，左肘推右膝，并向右缓慢旋转躯干。

5. **膝和大腿拉伸** 卧位膝屈肌拉伸：取仰卧位，抬起右腿放在门框上，保持右膝伸直，左腿平放在地面上，双手手掌朝下放在身体两侧，保持右腿伸直，缓慢朝门框移动臀部，直至腿后部感觉到拉伸。也可以双手用浴巾来拉动脚踝，增加拉伸的肌肉。坐位膝伸肌拉伸：端坐在沙发或床上，左膝弯曲，左腿外侧可用垫枕支撑，将身体的重量均衡地放在左髋部，右小腿横放在地面上，右腿尽量向后伸展，双手平放以保持平衡。也可以取侧卧位拉伸膝伸肌，拉伸时紧握右踝，朝臀后拉动右腿，同时前推髋部。注意不要将脚跟一直拉到臀部，以免拉伤。也可取直立位完成拉伸，若无法保持平衡，则可一手扶墙，一手抓住脚背。

6. **小腿和足部拉伸** 面朝墙站立，离墙约 60 厘米远，双手支撑在墙上。保持左脚位置不变，稍屈左膝，右脚后伸放在左

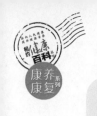

脚后约60厘米处，保持脚跟着地，身体前倾、双手推墙；也可坐位位伸，将酸痛侧腿伸直，双手握住脚尖向胸前牵伸小腿。如果够不到脚尖，可用绳子或毛巾将脚尖向胸口方向拉伸。注意拉伸时保持身体直立。

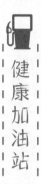

预防运动后肌肉酸痛应做到以下3点。

1. 运动前应进行充分的热身活动，训练结束后应及时进行拉伸及放松练习。

2. 运动时应保持适度运动量和正确的运动姿势，循序渐进，不可操之过急。

3. 运动前与运动后均应摄入足够的蛋白质、碳水化合物、水和电解质。

（刘晓丹　胡大一）

科学睡眠

11. 为什么要保证

充足的睡眠

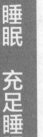

关键词

睡眠　充足睡眠　睡眠不足

睡眠是生命体自然拥有的一种生理现象，是与生俱来的一种高质量、沉浸式休息模式。当人体进入睡眠状态时，各种有意识的主动行为消失，对外界环境刺激的反应减弱，从而使大脑和身体得到休整和恢复。充足的睡眠对维护人的身体健康和心理健康都至关重要，有助于在日常生活、工作、学习等基本活动中维持充沛精力。睡眠不足常带来多种身心伤害，不但影响大脑思维及正常发育，使机体免疫功能降低，甚至会诱发各种疾病。夜间睡眠时间控制在 7~8 小时为最佳。

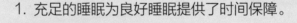

专家说

充足的睡眠对健康益处多多

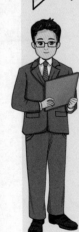

1. 充足的睡眠为良好睡眠提供了时间保障。

2. 良好的睡眠与维护良好的大脑功能密切相关，有助于维持良好的认知功能和思维能力，提高注意力和记忆力。

3. 充足的睡眠有助于情绪稳定，缓解焦虑和抑郁。

4. 睡眠是身体修复和恢复的重要时段，充足的睡眠有助于维持免疫系统、内分泌系统及神经系统的正常功能。

5. 充足的睡眠与体重控制、激素平衡等生理过程密切相关，有助于维持身体内部的平衡。

6. 充足的睡眠有助于提高应对压力和应激的能力，降低心血管疾病的发病风险，也有助于心理健康。

睡眠不足容易损害身体健康

1. 睡眠不足可导致头晕脑涨、注意力无法集中，甚至出现头痛。长期睡眠不足，会导致焦虑、抑郁的概率增大，因大脑疲劳而致精力不足，使创造性思维和处理事物的能力降低。

2. 生长激素的分泌与睡眠密切相关，熟睡时可出现分泌高峰，随后延续数个小高峰。睡眠不足严重影响青少年发育，包括身高。

3. 睡眠不足引发身体内部激素失调，不但出现黑眼圈、眼袋、皮肤干燥等表象，更会影响身体的整体代谢和免疫系统，加速衰老。

4. 睡眠不足会增加患冠状动脉粥样硬化性心脏病（简称冠心病）的风险，还与心律失常、病态窦房结综合征、心绞痛发作、心力衰竭、心源性哮喘的发作密切相关。睡眠不足（<5 小时）或睡眠时间过长（>9 小时），均会导致脑卒中风险大幅上升。

5. 经常睡眠不足使身体抵抗力降低，容易诱发多种疾病，如神经衰弱、感冒、胃肠疾病、糖尿病和肥胖症等，还会增加癌症、心脏病和脑卒中的患病风险。

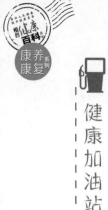

根据脑电图的不同特征，将睡眠分为两种状态：非眼球快速运动睡眠（安静睡眠）和眼球快速运动睡眠（活跃睡眠）。非眼球快速运动睡眠阶段，全身肌肉松弛，无眼球运动，心率、呼吸均减慢，血压降低，胃肠蠕动增加，基础代谢率低。非眼球快速运动睡眠可分为四期，即由完全清醒至睡眠之间的过渡阶段、浅睡、中等深度睡眠和深睡。眼球快速运动睡眠阶段，眼球快速运动，面部及四肢肌肉有很多次发作性的小抽动，内脏活动不稳定，呼吸不规则，心率经常变动，脑各个部分的血流量都比醒觉时明显增加。正常睡眠具有多时段交替变化的基本规律，以上的睡眠分期常常交错变化，一夜中有 4~6 个睡眠周期出现，互相连接，周而复始。

（蒋松鹤　王雪强）

12. 为什么有些人一天能睡十几个小时却还**觉得困**

夜间睡眠时间以 7~8 小时为佳。睡得越多反而越困，可能与以下因素有关。

1. 一般可能与神经功能紊乱、睡眠质量差等因素有关。应避免睡眠时间过长，以免加剧生物钟紊乱。

2. 精神障碍、脑部器质性疾病、躯体疾病或某些药物所致的原发性嗜睡症。此种情况需及时就医。

3. 精神刺激或抑郁等社会适应不良心理问题也可诱发，及时治疗预后较好。

专家说

睡眠质量比睡眠时长更重要

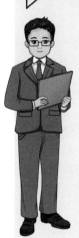

人的睡眠需求因个体差异而不同，但质量比时长更重要。即使睡眠时间充足，如果睡眠质量不好，也可能导致人体感觉疲倦。因此，一天睡十几个小时的人可能面临睡眠质量不佳、深度睡眠不足等问题，这都可能导致白天感到疲劳和困倦。其他因素，如精神压力、睡眠环境、生活习惯等也会影响睡眠质量。减少熬夜、纠正白天午睡时间过长等不良习惯；晚上按时睡，早晨按时起；晚上避免饮用咖啡、茶等提神饮品，均有助于提高睡眠质量。

警惕疾病引发睡眠质量差

睡眠呼吸暂停综合征，是指睡眠过程中由于各种原因影响气道通畅而出现睡眠中憋气，呼吸暂停，持续时间超过 10 秒或气流量低于正常 20%。睡眠中反复呼吸暂停，导致大脑反复缺血缺氧，夜间睡眠质量显著降低，白天容易嗜睡。此外，抑郁症患者往往情绪低落，对任何事情都提不起兴趣，大脑容易疲劳，每

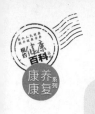

天睡十余小时仍然感觉困。还要注意其他疾病，如发作性睡病、昏睡性脑炎、复发性嗜睡症和肥胖低通气综合征等，应及时诊断和治疗。

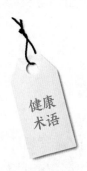

嗜睡在不同学科领域的定义不同。

在睡眠医学中，嗜睡又称"睡眠增多"，指渴睡的表现，特别是继发于疾病的强烈入睡愿望。在行为医学中，嗜睡指不可抑制的睡眠发生，表现为过度的白天睡眠或睡眠发作。在神经病学和精神病学中，嗜睡是程度最轻的一种意识障碍。患者经常处于睡眠状态，给予较轻微的刺激或呼唤即可被唤醒，醒后意识活动接近正常，能勉强回答问题和配合检查，但对周围环境的鉴别能力较差，当刺激去除后很快又进入睡眠状态。

（蒋松鹤　王雪强）

13. 为什么**午睡**后反而更困了

午睡后感到疲倦的普遍原因很可能是睡得太久。睡的时间越长，进入深度睡眠阶段的机会就越大。深度睡眠时，身体处于深度抑制状态，大脑的供血、供氧显著减少。此时醒来，身体由抑制转兴奋的状态变化需慢慢调整过来，尤其刚醒来时受到抑制的大脑皮层还没恢复兴奋，从而出现"午睡后反而更困"的现象。

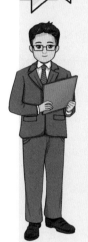

正确安排午睡时机和时长

1. 午睡应尽早进行。在自己的床上（熟悉的睡眠环境）小睡会休息得更好些。

2. 午睡一般 20~30 分钟较为理想。午睡时间过长不利于身体正常自我调节，时间越长，通常产生的问题就越多。除非个人非常适应自己的睡眠周期，并且能够准确地确定需要醒来的确切时间，否则最好在进入深度睡眠之前醒来。

午睡后做一些充满活力的事情

选择以下策略中一项或多项方法，以获得更强烈的从小睡中唤醒的信号。

1. 冷水洗脸。

2. 喝一杯温水或咖啡，嚼口香糖，或者少量进食一些健康食品。

3. 做一些较低强度的运动，如轻微的伸展运动、散步，或者进行适当强度的锻炼。

4. 听一段较为高昂的音乐，欢快的旋律可以提升精气神，保持情绪高涨。

（蒋松鹤　王雪强）

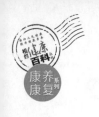

14. 为什么**熬夜**后缺的觉很难补回来

关键词

熬夜　睡眠债

睡眠不足会破坏脑细胞相互沟通的能力，而这种损害的恢复则需要更长时间，即使少一个小时也会让你陷入"睡眠债"，而时间较长的熬夜更会带来叠加影响，更难弥补回来。如果晚上没有得到充分休息，白天就会感到昏昏欲睡、思维迟钝、精神不振、心情烦躁。

专家说

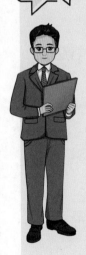

熬夜扰乱生物钟

人体天然的生物钟比我们想象的更敏感，它是一个调节激素水平以促进夜间睡眠和白天警觉性的内部系统。当生物钟发挥作用时，人体一般在晚上9点左右开始分泌促进睡眠的褪黑素，并且其水平在整个晚上都保持在较高水平，然后在早晨下降。光照会在一定程度上影响昼夜节律，这也是为什么晚上观看手机屏幕后可能会入睡困难的原因。通宵不睡或凌晨再睡，疲劳并不是唯一后果，关键是它还会扰乱生物钟。

预留充足睡眠时间，提高睡眠习惯的稳定性

研究表明，4天的充分休息才能弥补1小时的"睡眠债"。由于个人习惯或职业需要，有些人的睡眠时间很容易被占用，长此以往，会发生慢性睡眠不足。要解决这个问题，至关重要的是计划这些时间时设定界限，确保有充足的睡眠时间。一旦制定了时间表，就要严格遵守。要努力每天在同一时间睡觉和起床，即使周末也是如此。睡眠习惯的稳定性有助于避免夜间睡眠的波动。

健康加油站

任何程度的昼夜节律紊乱都会带来健康风险，非传统作息时间与癌症、认知能力下降和过早死亡有关。持续缺乏睡眠会给身心健康带来重大风险。①心脑血管问题：如高血压、心脏病及脑卒中；②影响血糖调节能力：增加患糖尿病、肥胖症等代谢疾病的风险；③免疫力降低：影响疫苗接种效果；④睡眠有助于机体正常产生和调节各种激素的水平，睡眠不足更容易出现内分泌紊乱；⑤出现疼痛或现有疼痛加剧的风险更高；⑥容易患抑郁症、焦虑症、双相情感障碍等疾病。

（蒋松鹤　王雪强）

15. 为什么有时**早晨**起来觉得**浑身乏力**

关键词

睡眠习惯 疲倦 规律睡眠

当一个人从深度睡眠中突然醒来时，可能出现浑身乏力的情况。此外，睡眠惯性也可引起晨起疲倦的现象，但偶尔醒来感到疲倦通常不必担心。不过，若经常醒来感到疲倦，可能是不良睡眠习惯、不良生活习惯或疾病导致的。若存在疾病问题，应及时前往医院诊治。

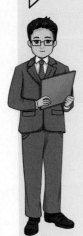

专家说 晨醒感到疲倦的可能原因

1. 不良睡眠习惯 就寝时间和 / 或起床时间不规律；长时间午睡；睡觉前长时间看手机或电脑屏幕；睡眠环境太热、太亮或太嘈杂；不舒适的床垫或枕头等。

2. 不良生活习惯 运动不足或睡前剧烈运动；睡前过多饮水；睡前吃油腻、高脂肪或辛辣的食物导致消化问题；睡前吃巧克力、喝含咖啡因的饮料或饮酒。

3. 疾病问题 包括但不限于睡眠呼吸暂停、失眠、不宁腿综合征、周期性肢体运动障碍、夜磨牙症、贫血、焦虑症、抑郁症、慢性疲劳综合征、糖尿病等。

如何预防晨醒感到疲倦

1. 养成良好的睡眠卫生习惯，如将睡觉时间控制在 6~8 小时；营造黑暗、凉爽、安静、舒适的睡眠环境；选择适合自己的舒适床垫和枕头；睡前 1 小时不看手机和电脑屏幕；尽可能保持每天固定的就寝和起床时间。

2. 适宜的运动和改变不良饮食习惯也可提高睡眠质量，减少晨起疲倦。

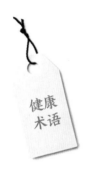

健康术语

睡眠惯性： 是指个体在醒来时立即发生的认知和感觉运动障碍，可能出现嗜睡或迷失方向、难以集中注意力、决策失误、难以执行精细运动任务等情况。睡眠惯性的影响通常在 15~60 分钟后消失，但也有可能会持续几个小时。提高睡眠质量可以减少睡眠惯性。

（蒋松鹤　王雪强）

16. **失眠**了该怎么办

失眠是指尽管有合适的睡眠机会和睡眠环境，依然对睡眠时间和／或睡眠质量感到不满意，并且影响日间功能或引起躯体不适的一

种主观体验。其主要表现为入睡困难、睡眠浅、早醒，睡眠质量下降，醒来后缺乏清醒感等。短期失眠是指病程不足 3 个月和 / 或相关症状未达每周 3 次；慢性失眠是指每周 3 次以上并至少持续 3 个月。大约 10% 的人患有失眠症，初期并无太大危险，有很多方法可以改善，包括药物治疗和心理治疗。但随着时间的推移，其影响会越来越严重。当失眠严重或持续时间较长时，某些影响会变得危险。

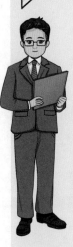

失眠的治疗方法

失眠的原因千差万别。若改善生活习惯后仍然失眠，则推荐采用认知行为疗法、药物治疗或两者兼用。认知行为疗法可帮助控制自我意识，停止让你保持清醒的消极想法和行动。认知行为疗法与辅助睡眠的药物一样有效或更有效。镇静催眠药可以帮助入睡、保持睡眠或两者兼而有之。服用镇静催眠药一般不超过 4 周。药物需由医师根据具体情况权衡利弊使用。一般来说，最好使用最低有效剂量，且不宜长期服药。

认知行为疗法

认知行为疗法包括刺激控制疗法、放松疗法、睡眠限制、保持被动清醒、光疗等。刺激控制疗法的理念是不对抗睡眠，设定一个规律的睡觉和起床时间。如果在 20 分钟内无法入睡，应离开卧室，直到困了才回来。渐进式肌肉放松、生物反馈和呼吸练习可帮助控制呼吸、心率和肌肉张力，有效减轻睡前焦虑。睡眠限制指减少在床上的时间，并停止白天打盹儿，让晚上更累，更容易入睡。保持被动清醒也被称为矛盾意图，躺在床上尽量保持清醒，而不是期望入睡。这种方法可以减少对睡眠的极度关注和对睡不着的焦虑，有时反而使人更容易入睡。光疗是用光来调整人体生物钟，需专业医师指导。

帮助入睡或保持睡眠的药物很多，其中许多是镇静或催眠药物（包括处方药和非处方药）、治疗精神疾病药物、中草药及补充剂等。镇静药可减少神经系统功能活动，催眠药催眠作用更强。虽然药物可以帮助入睡，但有些药物可能会对睡眠周期产生负面影响。因此，即使是非处方药，也应该谨慎使用。

（蒋松鹤　王雪强）

17. 为什么**打鼾**并不是睡得香

人在睡眠过程中，使用鼻呼吸时，若位于鼻子后面上呼吸道区域的气流受阻或受限，气道中的组织颤动并相互撞击，就会发出鼾声。鼾声可以从轻到几乎听不见，至重且具有破坏性。偶尔打鼾是正常现象，通常无须担心。大约 57% 的成年男性和 40% 的成年女性会打鼾，25% 为习惯性打鼾者，10%~12% 的儿童也可出现打鼾。严重

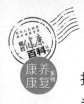

打鼾者可能存在睡眠呼吸暂停，这是一种潜在的严重睡眠障碍，表现为呼吸反复停止和开始，会导致氧气供应不足，伴有窒息感或呼吸困难，需要去医院呼吸科或耳鼻喉科就诊。

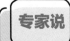

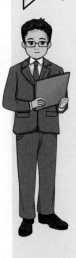

打鼾的一般检查和治疗

若存在打鼾的情况，应及时前往医院进行睡眠呼吸暂停评估，检查鼻子和口腔，查看是否有鼻息肉、高或窄的拱形腭、下颌移位、扁桃体肥大、腺样体肥大等情况，并予以相应治疗。若不存在相关疾病，可通过改变某些生活方式来减少打鼾，包括减肥、晚上避免饮酒及调整为侧卧睡眠姿势等。喜欢仰卧睡觉者，如果是由于鼻塞导致的呼吸障碍，可在医师指导下使用收缩血管或皮质类固醇喷雾剂。

严重打鼾的治疗

严重打鼾可采取以下措施进行治疗。①舌头固定装置：是一种牙科器具，有类似吸盘的结构，可将舌头保持向前位置以防止气道阻塞，为气流创造更多空间，能够减轻睡觉时舌根后坠者的打鼾。②下颌前移装置：以物理方式使舌头和下颌向前移动，从而实现最大气流。③腭垂腭咽成形术：在全身麻醉下，手术切除悬雍垂、腭和咽壁，为上呼吸道创造更多空间。另外，防打鼾护齿套可能对部分人群有效。

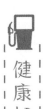

气流完全丧失的发作称为呼吸暂停，气流减少的发作称为呼吸不足。轻度睡眠呼吸暂停患者每小时发生呼吸暂停和呼吸不足 5~15 次，中度睡眠呼吸暂停患者每小时发生 16~30 次，重度睡眠呼吸暂停患者每小时发生超过 30 次。睡眠呼吸暂停患者由于休息不足常导致白天过度嗜睡。睡眠呼吸暂停的危险因素有肥胖、扁桃体或腺样体增大、内分泌失调、遗传综合征等。

（蒋松鹤　王雪强）

18. 睡眠质量差、**多梦**怎么办

人在正常的夜间睡眠中，通常会花大约 2 小时做梦。大量证据表明，梦在促进记忆和情绪处理等大脑功能方面发挥着重要作用。梦似乎是正常、健康睡眠的重要组成部分，但过多的梦往往会影响睡眠质量，若是噩梦，更会扰乱睡眠，甚至会影响醒后的状态。

专家说

梦会影响睡眠质量吗

做梦是健康睡眠的正常组成部分。良好的睡眠与更好的认知功能和情绪健康有关，研究还将梦与有效的思维、记忆和情绪处理联系起来。许多专家认为，

做梦可能是高质量睡眠的反映，或是高质量睡眠的贡献者。然而，并非所有的梦都能起到良好的作用，有些梦可能会对睡眠产生负面影响。噩梦涉及可怕的、威胁性或创伤性的内容。当噩梦导致我们从睡眠中醒来时，会使睡眠质量降低。

改善睡眠质量差、多梦的方法

除了前面提到的提高睡眠质量的通用方法外，针对多梦和噩梦，还需注意以下事项：①睡前避免恐惧的交谈、文字或视频刺激；②运动量应适宜，晚间剧烈运动后身体过度疲劳，反而难以入睡；③适度泡脚或使用足贴，有助于提高睡眠质量、减少噩梦；④睡前适当使用精油，可在枕头上或前额部滴上少许有辅助睡眠作用的精油；⑤神经衰弱者可适度服用安神补脑、改善睡眠的药物。

健康加油站

通常，生动的梦境无须担心，它们可能只影响个人生命中的某个阶段。但负面的、生动的梦境，尤其是持续数周或数月的梦，可能会在情绪上造成干扰并扰乱睡眠。这可能会影响健康，表现为以下几方面。①白天犯困，导致注意力和记忆力问题；②情绪问题，可能会让人精神疲惫，导致抑郁或焦虑症状；③抗拒睡眠，有些人可能会因担心做噩梦而有意识或无意识地避免上床睡觉或入睡困难。

（蒋松鹤　王雪强）

三

生活方式

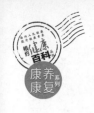

19. 为什么康养康复也需要
戒烟限酒

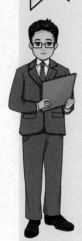

关键词

康养康复　戒烟　限酒

康养康复旨在通过各种措施帮助患者恢复身心健康。烟、酒中的尼古丁和酒精会损害心、肺、肝、肾，可能使心率加快、血压升高，导致脂肪肝、肝硬化，并易成瘾，影响康复。因此，戒烟限酒对康复至关重要。

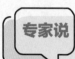

戒烟限酒为何如此困难

1. 酒精和尼古丁具有成瘾性，能刺激大脑产生快感，形成依赖。当人们尝试停止或限制使用时，会产生一系列不适的戒断症状。

2. 饮酒和吸烟常常与人们的生活习惯、社交环境及情绪状态紧密相关。人们戒烟限酒可能需要面对生活方式的改变及来自社交环境的压力。

3. 长期饮酒和吸烟可能导致多种健康问题，其危害往往是逐渐积累并在较长一段时间后显现的。这使得人们往往难以察觉到其对健康的影响，也难以看到戒烟限酒的好处。

戒烟限酒应该怎么做

1. 明确目的和制订具体计划　为了自己和周围人的健康，设定清晰的戒烟和限酒目标，并制定具体的实施计划。

2. 避免诱因，寻求支持　尽量远离诱发吸烟、饮酒的环境，同时告知亲友自己的目标，寻求他们的帮助和鼓励。

3. 应对戒断症状　逐渐减少吸烟、饮酒量，采用健康替代品应对戒断不适。

4. 坚持和分享经验　持续努力，不轻言放弃，并与他人分享戒烟限酒经验，相互支持。

5. 寻求专业帮助　如遇困难，咨询医师，获得个性化建议和方案。

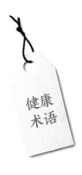

健康术语

康复： 指通过综合性和协调性的医疗、社会、教育及职业干预措施，来减轻残障个体的身体、心理和社会功能障碍，促进其全面康复并重新融入社会。

恢复： 通常指患者在经历疾病后，通过适当的治疗和休养，其健康状况恢复到疾病发生前的水平，即恢复率达到100%。与此相对，"康复"强调在疾病或伤害后，尽管经过积极的医疗干预，个体仍可能存在某种程度的残疾，因此，其健康状态的恢复不可能完全达到原先的水平，即恢复率未能达到100%。

（钱　怡　王雪强）

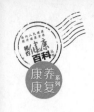

20. 为什么饮食需要**限盐**

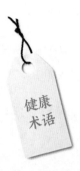

健康术语

体液平衡： 通常是指体内水电解质及酸碱平衡。健康的身体通常具有自我调节能力，使体液中的水电解质及酸碱度保持动态平衡。短期内大量出汗、长期大量腹泻等因素可导致体内水电解质及酸碱平衡紊乱。

食盐摄入过多与多种疾病和健康问题有关，高盐饮食不仅影响大脑认知功能，还显著增加糖尿病、骨质疏松和心血管疾病的患病风险，并影响免疫系统功能。例如，食盐中的高渗透液会破坏胃黏膜，一些腌菜、盐渍食品中所含的亚硝酸盐在胃酸和细菌作用下会转变为亚硝胺，导致胃癌。因此，需要控制摄盐量，以维护身体健康。

专家说

限盐有度更有益于身体健康

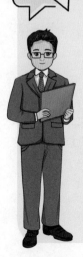

高盐饮食与高血压、冠心病、脑卒中、胃癌及全因死亡风险息息相关。中国居民膳食指南建议，成年人每日盐摄入量应控制在 5 克以下，如果已经是高血压患者，限盐标准应更为严苛，每日盐摄入量不宜超过 3 克。但盐中的钠也是一个必需的营养素，是人体正常运作不可或缺的一部分，适量摄入盐有益于维持体液平衡、神经传递等生理过程。因此，也不应过度限盐。

居家康养康复中如何实现限盐

1. 避免选择高盐食品 选择新鲜、天然的食物，仔细阅读食品标签，选择低钠或无盐的产品。很多吃着不太咸的加工食品，其含盐量也很高。大家在选购食品时，要仔细阅读产品包装上的营养成分表，尽量选择钠含量低的产品。

2. 注意盐的隐藏来源 除了食用盐外，一些食品中可能含有隐藏的盐，如面包、酱料、即食汤等。仔细查看食品标签，可避免不必要的盐摄入。

3. 多食用含钾的食物 钾有助于平衡体内的钠，因此可多摄入富含钾的食物，如香蕉、土豆、菠菜等。

4. 逐渐减少盐的使用量 家里可以备个限盐勺，时刻提醒"掌勺人"做菜少放盐，并尝试使用其他香料和中草药来提升风味。

（钱　怡　王雪强）

21. 服药时间有讲究，**空腹**、**饭前**、**随餐**、**饭后**怎么选

服药除了注意药品选择与剂量规格不同以外，还要注意服用的时间和条件。许多药物的疗效与用药时间密切相关，选择合适的时间服

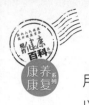

用药物，顺应人体生物节律（如昼夜节律），不仅能提高疗效，还可以降低药物不良反应，提高用药的依从性。

关键词 ⊙

服药时间 药物不良反应

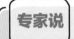

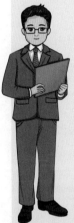

空腹服药

"空腹"可分为"完全空腹"和"半空腹"。完全空腹服药指在清晨空腹服药或在8~10小时未进食的情况下服药。这个时间段服药主要是为了避免食物干扰，使药物迅速发挥作用，如泻药或胃镜、肠镜检查前用药等。半空腹服药指在饭前1小时以上或饭后2小时服药，此时服药可促进药物吸收，有利于药物发挥作用。

饭前服药

饭前服药指在进餐前30~60分钟服药。这个时间段服药可以使药物较快地进入胃肠道，有利于吸收及减少食物对其不良影响；或是药物可以直接作用于胃壁，起到保护胃黏膜的作用。适宜饭前服用的药物包括部分抗生素（如头孢克洛）、胃黏膜保护剂（如硫糖铝）、促胃动力药（如多潘立酮）、促进胰岛素分泌的药物（如格列吡嗪）等。

随餐服药

随餐服药指在进餐过程中服药，服药后继续用餐。这种服药方式可以减少药物对胃黏膜的刺激或是食物团可以帮助药物吸收。适宜随餐服用的药物包括降血糖药（如阿卡波糖、格列美脲），抗真菌药（如灰黄霉素），助消化药（如酵母、胰酶、淀粉酶等）。

饭后服药

　　饭后服药指在餐后 15~30 分钟服药。对胃黏膜有刺激性的药物、助消化药、需要缓慢发挥作用的药物宜在饭后服用，以减少药品对胃肠道的刺激，减少不良反应的发生。适宜饭后服用的药物包括阿司匹林、维生素 B$_2$ 等。

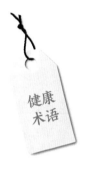
健康术语

药物不良反应： 当一种药物具有多种药理作用时，除治疗作用之外其他不希望出现的作用，常是不必要的或有害的。

（钱　怡　王雪强）

22. 为什么**良好的生活方式**
不仅可以减少疾病发生，
还可以延缓疾病进展

　　合理膳食、适量运动、戒烟限酒、心理平衡是健康文明生活方式的四大基石。饮食是身体获取营养的来源，运动有助于强健体

魄，戒烟限酒则从源头上就阻断了疾病的危险因素。俗话常说"病由心生"，人的精神和心理状态也会牵动身体发生生理变化，长期负面情绪和过多的压力可能会引起血糖、血压波动，内分泌紊乱，最终诱发疾病。因此，将良好的生活方式融入日常生活，可让健康常伴。

关键词

生活方式 健康

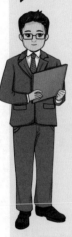

良好的生活方式可以促进健康

探索健康之道，人们不仅需要了解疾病的成因，更需要深入研究如何遏制疾病蔓延。与过去相比，人类整体的寿命变得更长了，但也出现了越来越多的健康问题。尽管目前还没有能够完全杜绝疾病的方法，但研究发现，良好的生活方式对于维护健康至关重要，它不仅是疾病的克星，更是健康的守护者。如果人们能够坚持健康的生活方式，不仅可以预防、缓解、治疗某些慢性疾病，还能够延长寿命。

生活方式是如何促进健康的

健康的饮食习惯如同甘露滋润心田，它不仅为身体提供必需的营养，更能确保身体机能的和谐运转。运动则如春风拂面，唤醒每一个沉睡的细胞，毒素被有效排出，身体自然更加健康。戒烟让心血管和肺更健康，提高免疫力。戒酒保护肝脏，远离心血管疾病，稳定心情。不仅如此，积极的心态更是抵抗疾病的利器。乐观的情绪能够调动身体的自愈潜能，为身体注入正能量，帮助我们更快地走出病痛的阴霾。除"四大基石"外，作息规律是守护健康的金盾。按时作息对改善身心健康具有重要作用，生物钟调节到最佳状态，器官充分休息与修复，免疫力增强，疾病也随之减少。

生活方式干预的"500111"法则

"5"：每天运动半小时，每周要运动 5 天。

"0"：不喝甜饮料。

"0"：晚饭后不再吃东西。

"1"：胖人每顿饭要少吃 1 两主食（1 两 =50 克）。

"1"：蔬菜每天至少要吃 1 斤（1 斤 =0.5 千克）。

"1"：每周外出就餐最多 1 次。

（钱　怡　王雪强）

23. 为什么**久坐**不是
健康的生活方式

据统计，我国有 43% 的人每天至少久坐 8 小时。久坐不动的危害非常多，它不仅会引发颈肩腰腿痛，而且对全身的影响都非常大。

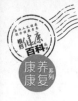

世界卫生组织（WHO）将"久坐"列为十大致死致病元凶之一——久坐1小时的危害等同于吸两根烟，可减寿22分钟；每天久坐3小时以上，可减少2年的预期寿命。

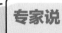

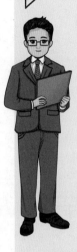

多长时间算久坐

"久坐"并不是人们认为的一定时间保持坐姿的状态，而是指人体在清醒状态下所有能量消耗低于1.5代谢当量的状态，并不局限于姿势或持续时间。也就是说，无论你是坐着还是躺着，是看电视还是在开车，只要能量消耗够低，就都属于久坐行为。

久坐有哪些危害

1. 伤脑　坐姿保持1小时，血液集中在下肢，循环作用减弱，脑供血不足，缺氧，容易头晕，情绪低落，思维活力降低，甚至有可能增加失智症（老年痴呆）的患病风险。

2. 伤心　久坐不动会导致血液循环减缓，心脏功能减退，甚至可能引起心肌萎缩。

3. 伤骨　久坐时颈肩腰背持续保持固定姿势，椎间盘和棘间韧带长时间处于一种紧张僵持状态，会导致颈肩腰背僵硬、酸胀、疼痛，或者俯仰转身困难，进而引发驼背和骨质增生。

4. 伤胃　久坐缺乏全身运动，会使胃肠蠕动减弱，消化液分泌减少，日久会出现食欲缺乏、消化不良、脘腹饱胀等症状。

5. 伤胰腺 肌肉处于闲置状态时，胰腺反应慢，易产生更多的胰岛素，导致糖尿病。《糖尿病学》刊登的一项英国新研究称，长时间久坐的人比经常活动的人罹患糖尿病、心脏病或早亡危险高2倍。

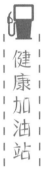

健康加油站

健康三比一

《英国运动医学杂志》上一项关于每日锻炼时间、久坐行为和睡眠时间与全因死亡率之间关系的研究指出，通过运动来抵消久坐的危害有一个最佳的公式——每1小时的久坐应当对应3分钟中、高等强度运动或12分钟低等强度活动（家务劳动或休闲散步都可以算为低等强度运动）。当有条件进行中、高等强度运动时，还是尽量不要选低等强度活动作为"平替"——中、高等强度运动更节省时间，同时具有更好的效果。

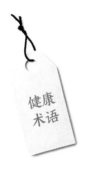

健康术语

代谢当量： 维持静息代谢所需要的耗氧量，是单位时间内的运动量，用以度量运动和各种体力活动、体育活动的强度大小。

中等强度运动： 耗能为基础代谢的3~6倍，或者强度范围接近于40%~60%个人最大机能能力水平的运动。

（钱 怡 王雪强）

24. 为什么**休闲**与**娱乐**也是生活的重要组成内容

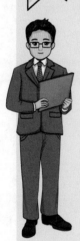

关键词

休闲 娱乐 活动

生活方式包括日常衣食住行及闲暇时间的利用等方面的行为习惯。休闲与娱乐作为闲暇时间的消遣活动，对个人有积极的意义，可以使人们的精神需求得到满足，不但能转移注意力，同时也能释放负面情绪和内在压力。此外，休闲与娱乐甚至能联结家庭、群体与社会，它不仅是一种个人的活动，也是一种社交活动。

专家说

休闲娱乐是快乐有趣的活动

休闲娱乐是在非劳动及非工作时间内以各种"玩"的方式求得身心的调节与放松，达到生命保健、体能恢复、身心愉悦目的的一种业余生活。尽管生活界限有时并不严格清晰，休闲娱乐已广泛覆盖、极强地渗透到人们的生活中，成为生活的重要组成部分。

休闲娱乐≠浪费时间

现代社会，时间的价值更为宝贵稀缺，人们经常因为有太多事情要做而感觉时间不够，最终不得不压缩自身的休闲娱乐时间。近年来，在学生群体和上班人群中，"休息焦虑症"普遍蔓延。不知何时起，人们会在休息时产生负罪感、焦虑感，并且将休息与浪费时间对等起来。然而，休闲娱乐并不等同于浪费时间，它有许多好处，如使人们获得对生活的掌控感、促进社会人际关系、降低抑郁症的患病风险等。

没有休闲娱乐不利于身心健康

在紧张高压的工作、生活状态之下，如果没有适度的休闲娱乐，就会引发不同程度的焦虑、抑郁等不良心理情绪，从而给身体健康带来极其不好的影响。压力可以杀死脑细胞，尤其影响记忆和学习的相关区域。此外，压力引起的皮质醇增加会使睡眠减少，而睡眠减少会给身体带来更多压力，导致皮质醇释放更多，进一步损害睡眠。在失去适当的休闲娱乐之后，过度的压力会对人们的正常生活产生严重的影响并使之陷入恶性循环。

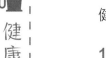

健康加油站

健康的休闲娱乐方式包括但不限于以下几种。

1. 冥想　也称为静坐，静观，其实就是一种对注意力和意识进行训练的方式，也就是训练自己处理杂念，来达到一种心理上清晰、情绪上平静的状态。

2. 野餐、露营、游憩　都属于户外休闲活动。野餐主要是为了享受食物和户外环境，不在外过夜；露营涉及在户外过夜，可能包括探险、休闲放松、与大自然亲近等；游憩指游玩和休息，涵盖了休养和娱乐，多用于描述人们在度假、旅行、休闲时的状态或活动。

3. 游览山水　近距离亲近自然、欣赏自然，寻求内心的平静与愉悦。

4. 阅读　子曰："学而时习之，不亦说乎？"阅读可以益智增慧、陶冶性情、促进个人成长，是休闲的理想选择之一。

（钱　怡　王雪强）

25. 如何建立**良好的生活方式**

世界卫生组织（WHO）将影响健康的因素总结为一个公式：100% 的健康 =60% 的生活方式 +15% 的遗传基因 +10% 的社会因素 +8% 的医疗保健 +7% 的环境因素，其中生活方式是所有影响因素中最可控和最有影响力的。那如何养成健康的生活方式呢？

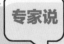

合理膳食

保持均衡的饮食是养成健康生活方式的基石。推荐人们每天应尽可能摄入更多种类的食物，以谷类为主，粗细搭配，常吃粗粮、杂粮等；多吃蔬菜、水果

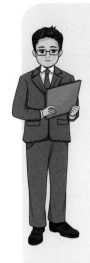

和薯类；同时需要控制热量摄入，尽量选择低盐、低糖和低脂肪的食品。

适量运动

运动对保持身心健康至关重要，既可以增强心肺功能，促进新陈代谢，又可以调节心理平衡，缓解压力，改善睡眠质量。推荐成年人每周至少进行 150 分钟的有氧运动，如快走、跑步、游泳、骑自行车等，日常生活少静多动，适当进行力量训练和拉伸运动。

戒烟限酒

越早戒烟限酒，越有益于健康，可改善生活质量，延长寿命。《中国居民膳食指南（2022）》平衡膳食准则明确指出，儿童青少年、孕妇、乳母及慢性疾病患者不应饮酒；成年人如饮酒，一天饮用的酒精量不超过 15 克。

心理平衡

心理健康包括两层含义：一是无心理疾病，这是心理健康的最基本条件；二是具有一种积极发展的心理状态，即能够维持自己的心理健康，主动减少问题行为和解决心理困扰。积极的心态是维持良好生活方式的关键，日常生活中要正确认识自己，知足常乐，时刻提醒自己要保持轻松愉悦的心情，寻找属于自己改善情绪状态的方式。

规律作息

研究表明，长期生物钟紊乱会导致失眠，增加糖尿病、肥

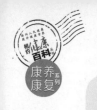

胖、肿瘤和抑郁症的患病风险。科学合理的规律作息是维护健康的关键因素之一，包括起居有常、饮食有节、规律锻炼三个方面的内容。推荐固定就寝时间［包括上床睡觉时间（上床就睡）、起床时间］和进餐时间（饮食有节、定时定量），注意睡前 2~3 小时不进行剧烈运动，不吃零食、不饮酒；坚持循序渐进、适当、规律地运动；适度参与社交活动。

（钱　怡　王雪强）

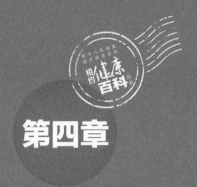

第四章

肢体运动障碍照护

一

肢体运动及
日常生活
能力训练

1. 如何进行床上的
体位摆放和姿势维持

关键词

功能障碍 体位摆放 体位转移

良好的床上体位摆放和正确姿势维持是获得良好休息、避免压力性损伤及相关姿势性伤害、促进健康的重要策略之一。进行体位摆放前应熟知患者病情和功能障碍特点，避免造成继发损伤和不必要的疼痛。不同体位姿势调整、转换前应明确需要通过何种方法帮助患者，做好必要的设施、器械准备，保证空间通畅。有多种转移方法可供选择时，首选最安全、最容易的方法。

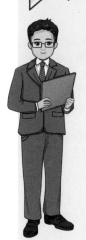

以脑卒中患者为例，由于瘫痪而长时间卧床或处于同一个体位、姿势会导致压疮、感染等并发症，同时上运动神经元损伤后的病理姿势会加重功能的进一步丧失。患者常表现为上肢屈肌痉挛和下肢伸肌痉挛，所以应进行抗痉挛的体位摆放，并在患者可接受范围内维持姿势，以改善肢体功能。

抗痉挛的体位摆放（患侧卧位）

将患者移动至健侧，协助患者取患侧在下、健侧在上的卧位。头部垫枕良好支持，确保患者舒适，头部上颈段屈曲，不要使其后伸，身体稍向后旋转，后背用2个枕头稳固支持。患臂外展前伸旋后，患肩从肩胛处托出肩关节向前拉出，以避免受压和后缩，肘

伸展，腕关节被动背伸，掌心向上，躯干与床面成 30°。患侧下肢轻度屈曲位放在床上（患腿保持在伸髋、稍屈膝的体位），踝关节尽量保持 90°，健侧下肢呈迈步位，健腿屈髋屈膝向前放于长枕上，健侧上肢放松，放在身后的枕上或躯干上。

抗痉挛的体位摆放（健侧卧位）

将患者移动至患侧，协助患者取健侧在下，患侧在上的卧位。头部垫枕良好支持，确保患者舒适。躯干与床面成直角，前后可各放一枕头。患侧上肢伸展位，用枕头支撑在前面，使患肩前伸屈曲或上举，患侧肩胛骨向前、向外伸，前臂旋前，腕关节伸展，手指伸展（以防拇指内收），掌心向下，注意避免垂腕。患侧下肢向前屈髋、屈膝，用枕头支持，踝关节尽量保持 90°。注意足不能内翻悬在枕头边缘，防止足内翻、下垂。健侧上肢可放于任何舒适位，健侧髋自然屈曲放在身前。

抗痉挛的体位摆放（仰卧位）

协助患者取平卧位，头部用枕头支持，避免胸椎屈曲，协助患者头部偏向患侧，避免忽略患侧。患侧肩胛和上肢下垫长枕，肩稍上抬前挺，上肢外旋稍外展，前臂旋后，肘与腕均伸直，掌心向上，手指伸展并稍分开，整个上肢可放于枕上。患侧髋下、臀部、大腿外侧垫枕，防止下肢外展、外旋，膝下稍垫起，保持伸展微屈。患侧踝关节呈 90°，足尖向上。

（万 里 王雪强）

2. **翻身困难**怎么办

老年人随着年龄增加，身体功能逐渐减退，活动能力下降，骨骼和肌肉功能也减弱，这进一步影响老年人主动运动的意识，导致在床上翻身困难。由于神经功能减退引起的运动系统功能障碍，以及脑卒中和脊髓损伤患者，都会面临翻身困难的问题，翻身常需要辅助。

专家说

偏瘫患者

一般患者从侧卧位向仰卧位翻身较为简单，从仰卧转向侧卧位翻身较难，照护者需要关注患者是否存在运动基本成分的缺失，必要时给予适当的辅助。从仰卧转向侧卧位的基本运动成分包括颈部旋转和屈曲、髋和膝屈曲、肩关节屈曲和肩带前伸、躯干旋转。

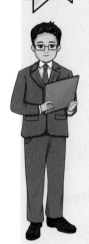

1. 从仰卧位→健侧卧位　先将健腿插在患腿下方，托起患腿，再用健手握住患手，先上举到患侧，然后快速摆动向健侧，利用惯性将躯体翻向侧方，同时用健腿托在患腿下方，帮助患腿完成转移。

2. 从仰卧位→患侧卧位　较转向健侧更为容易，照护者立于患者的患侧，以解除患者害怕的顾虑。患者双侧髋、膝屈曲，双上肢采用博巴斯技术（Bobath）握手伸肘，肩前屈约 90°，健侧上肢带动患侧上肢先摆向健侧，健侧下肢屈膝，足底踩于床面，

借力向患侧翻身，同时向患侧用力转动躯干、摆膝、转头，完成肩胛带、骨盆带的共同摆动，借摆动的惯性翻向患侧。由于向患侧翻身可避免诱发患侧痉挛和联合反应，故应反复练习并嘱咐患者和家属在日常生活活动中练习，但要避免患肩受损。

脊髓损伤者

对于颈段（C_7）以下的脊髓损伤患者，可以将两手交叉上举，先举向转移的相反方向，然后快速向转移的方向摆动，使躯干产生侧向翻转。

普通老年人

老年人翻身困难主要是肌力和躯干协调能力下降造成的。建议进行四肢的大肌群训练，如肱二头肌、股四头肌、小腿三头肌的肌力训练，还有核心的腰背部肌群、翻身的功能训练等，也可以使用翻身的辅助工具，如下图所示。

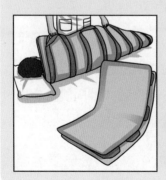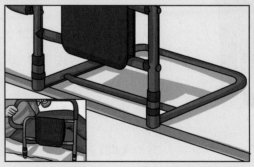

（万　里　王雪强）

3. 坐不稳、坐不住怎么办

人在坐位状态下，需要通过腰腹核心力量来维持躯干重心的稳定。当重心发生摇晃时，身体会调节肢体动作和收缩肌肉调整重心位置，维持人体坐位的平衡。人体维持躯干稳定性的肌肉属于耐力性肌肉，可保持身体长时间的坐位平衡。

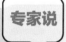

专家说

为什么会坐不稳、坐不住

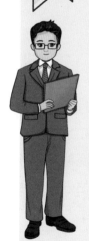

坐不稳、坐不住是神经损伤患者（如脑卒中、脊髓损伤患者等）常见的功能障碍。患者由于神经肌肉功能障碍，体能、躯干运动能力及相应坐位平衡能力下降，坐位平衡维持时间较短，出现坐不稳、坐不住的情况；对于身体虚弱的老年人，神经肌肉功能减退也会使其坐位平衡和耐力下降，出现坐不稳、坐不住的现象。

如何才能坐得稳、坐得住

当出现坐不稳、坐不住的现象时，最直接的做法是借助扶手、辅具等装置帮助躯干保持平衡，也可以用靠背、腰带或外骨骼固定器，甚至定做专门的座椅，来减少身体重心的移动范围，让患者坐得稳，且能较长时间保持坐姿。当然，最好的方法是要找到导致坐不稳、坐不住的原因，通过切实可行

关键词 @

坐不稳 坐不住 坐位平衡

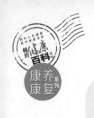
的个体化康复方案，如通过加强腰背周围肌力训练和坐位平衡训练，变被动为主动，强化患者身体平衡能力，使其坐得稳、坐得住。

（万　里　王雪强）

4. 站不起来、坐不下去
怎么办

站起和坐下是人体最基础、最常见的功能性运动能力。站起运动是充分利用力学机制的多节段复杂运动模式，坐下虽然和站起顺序相反，但二者所利用的力学机制完全不同，是彼此独立的两种运动形式。如果个体无法独立站起或坐下，就需要及时就诊，评估分析坐站转换功能障碍的原因，并给予专业康复锻炼指导。

 站起和坐下的基本成分

站起的基本成分：①足的位置，注意足背屈角度及负重情况；②髋关节屈曲并伴颈及脊柱伸展使躯干前倾；③双膝向前运动，同时上半身保持前倾，使双

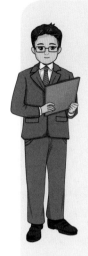

肩双膝前移超过足的位置；④髋膝伸展完成直立站起姿势。

坐下的基本成分：①髋关节屈曲并伴颈及脊柱伸展，使躯干前倾并控制姿势；②双膝向前运动启动膝屈曲；③控制身体后移、下降，膝屈曲直至大腿接触座椅完成坐下。

为什么会站不起来、坐不下去

造成站不起来、坐不下去的原因有很多，但可以通过上述站起和坐下的基本活动成分来分析可能的关键原因，这些因素包括各种疾病导致的下肢髋、膝、踝等关节活动受限，股四头肌、臀大肌、小腿三头肌等下肢肌肉力量薄弱，神经系统损伤造成的神经肌肉功能障碍、平衡能力下降、本体感觉障碍、协调功能减退等。疼痛也会造成下肢功能障碍，如有明显膝痛症状的患者，尤其在站起和坐下的动态变化过程中更容易出现疼痛，从而影响站起和坐下动作的完成。

如何才能站得起来、坐得下去

1. 因骨折手术等需要较长时间制动的患者，应重视关节活动度和下肢肌力的恢复，评估骨折愈合情况和下肢功能，尽早开始安全角度的关节活动练习，穿戴可调节角度的关节辅具，加强臀大肌、股四头肌、小腿三头肌和胫骨前肌的肌肉力量训练，循序渐进改善负重。

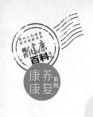
2. 神经系统损伤的患者，可以在专业、系统的评估之后，通过针对活动成分及功能障碍的康复锻炼，或者在照护人员的指导、帮助下完成站起和坐下，也可以运用一些节省能量的方法或在辅具的支持下，尽可能自主完成动作。

3. 老年肌少症患者，或者体能较差者，可通过肌肉力量训练、结合物理因子治疗，辅以合适的辅具和能量节约技术来完成站起、坐下，并应加强营养管理。肌肉力量训练可着重加强臀大肌、股四头肌、小腿三头肌和胫骨前肌的力量训练。物理因子治疗常采用功能性电刺激疗法，循序渐进改善功能、增强体能、促进独立。

（万 里 王雪强）

5. **关节活动**变差了怎么办

关节活动功能是人体运动功能的基础之一，与日常生活活动、参与工作和社会活动、步行息息相关。活动受限的范围可以从轻微紧张到不可逆挛缩。与挛缩相关的受限可显著损害功能性能力，但这个过程往往是渐进的，应做好预防工作，及时发现问题，主动接受系统检查、评估和诊断，并积极干预。需要注意的是，关节活动度并不是越大越好，需要针对实际的功能需求，保持关节灵活性和稳定性之间的平衡，以实现最佳的功能活动表现。

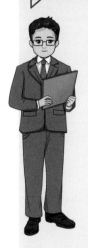

为什么关节活动会变差

关节活动变差可由单一关节或系列关节的灵活性下降或运动受限所致，如因骨折、软组织创伤或修复需要长时间制动；因疼痛、关节炎症或积液、软组织病变、皮肤疾病、血管疾病或骨性限制而导致的长时间不动或活动不足；久坐的生活方式和习惯性错误或不对称的姿势；神经肌肉疾病导致的瘫痪、肌张力异常和肌肉失衡。

如何改善关节活动

1. 关节炎和术后制动造成关节粘连的患者，照护者可在康复医师或治疗师的指导下，协助患者进行被动关节活动，在关节最大活动位置保持角度并进行适当牵伸，甚至借助被动关节训练康复器、关节活动容许范围内的关节松动手法等，缓解因力学因素导致的关节疼痛和僵硬。此外，也应积极进行主动关节活动度和肌肉力量的练习，以促进关节活动的进阶和改善。

2. 关节活动伴有疼痛的患者，通过抑制疼痛也能有效改善关节活动度。

3. 上运动神经元损伤患者，肌肉出现痉挛，关节活动度随之降低，通常需要抑制肌张力来改善活动度，还可以借助神经组织松动术、肌肉牵伸、肌肉能量技术、按摩手法等改善关节活动度，并且患者应在日常生活中做好关节保护。

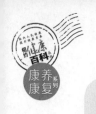

4. 久坐及姿势不良者，可经康复评估后，通过针对性的肌肉力量锻炼、软组织牵伸、神经肌肉易化和抑制技术、按摩放松等来改善关节活动度。

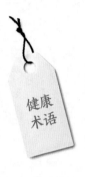

牵伸运动： 也称牵张训练，指对肌肉和韧带进行的牵伸性活动训练。通过缓慢、持续的牵张来缓解肌肉痉挛，同时有利于挛缩的结缔组织延伸。

挛缩： 软组织固定僵硬的现象，通常涉及韧带、关节囊、肌腱的短缩或弹性下降，导致关节活动范围受限。

（万 里 王雪强）

6. 如何进行**轮椅上**的功能锻炼

轮椅的出现让残疾人和功能障碍人群的活动半径大大提高，改变了残障人士的生活方式，但轮椅在提供辅助的同时，也降低了患者对于功能恢复的需求。所以，在使用轮椅的同时，患者依然要进行功能锻炼，抑制肌肉力量和运动功能的弱化。

为什么要进行轮椅上的功能锻炼

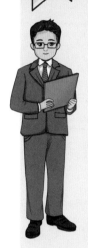

使用轮椅的患者，由于降低了主动步行的需求，往往会导致下肢力量及相应活动功能的减退。为防止活动能力下降，应加强下肢的力量训练，如果无法进行力量训练，可增加肢体功能训练；同时，加强上肢的力量和功能训练，包括握持力量训练、关节稳定性训练、躯干核心力量训练，以强化上肢肌肉力量和功能，辅助各种日常活动。

如何进行轮椅上的功能锻炼

1. **上肢的关节活动和力量训练**　①单关节开链活动与力量训练，如使用小哑铃（或沙袋、弹力带等）进行肩平举、侧平举和屈伸肘、屈伸腕练习；②上肢多关节的支撑稳定性训练，如利用轮椅两侧的扶手进行双臂支撑练习。

2. **下肢的力量训练**　如踝泵运动，即踝关节交替屈伸活动，15~20次／组，组间休息1~2分钟，3~5组／天；膝关节的伸膝抗阻训练，将米袋（或沙袋）固定在踝关节附近，轮椅端坐位伸膝练习，并且在完全伸膝状态下，持续直腿抬高，促进肌肉收缩。

3. **头颈及躯干的伸展锻炼**　对于坐位平衡稳定性较好的患者，可采用弹力带抗阻的方式，加强锻炼头颈及躯干的屈伸、旋转力量等。

（万　里　王雪强）

7. 如何灵活、便捷地 穿脱衣服

关键词

灵活 便捷 穿脱衣服

　　穿脱衣服是最基本的日常生活自理能力，然而一些残疾人、功能障碍人群、老年人会出现穿脱衣服的能力缺失，主要是由于关节活动僵硬、肌肉力量薄弱、协调功能下降导致动作迟缓，尤其在冬季或寒冷状态下，当穿着较厚的衣物时，穿脱衣服的难度会更大一些。可在专业治疗师的指导下进行相应穿脱衣服的训练，或者借助活动辅具完成穿脱衣服的活动。部分患者可能还需要对衣服进行适当的、必要的改造，以便于穿脱。

专家说 穿脱上半身衣物

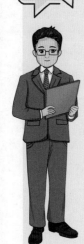

　　1. 使用加长手柄拾物钳整理衣物，从挂衣架上取下衣物、从地上捡起衣物。

　　2. 尽量穿前面开口的衣服，一般应选择比所需要的尺寸稍大一些且使用具有一定弹性的面料制成的衣服；如果是衬衫、套头衫等，可视情况使用穿衣辅具将其穿上。

　　3. 使用较大的扣子或拉链拉环，或者使用尼龙搭扣，手指活动能力较差或力量不足者，推荐使用纽扣钩。

4. 女性患者推荐穿着前开口或尼龙搭扣的内衣、套头弹性内衣等，以方便穿脱，可以使用胸罩肩带扩展器，也可以先将胸罩固定在腰前方，然后上提到背部，接着穿过上肢肩带再固定。对于臀部较窄、平衡性较好、下肢活动较灵活但上肢活动受限的患者，可先将胸罩扣好置于地面，两脚跨进后再将其提拉到胸部穿戴。

5. 脑卒中后单侧偏瘫患者，建议选择穿脱简单的衣服，穿脱衣服时要注意保护瘫痪侧肢体。一般穿衣时先穿患侧，再穿健侧，脱衣时先脱健侧，再脱患侧。根据需要还应指导照护者辅助、指导患者有技巧地穿脱衣服，必要时可对衣物进行改造。

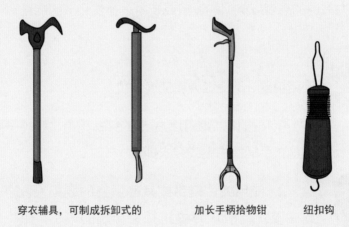

穿衣辅具，可制成拆卸式的　　　　　加长手柄拾物钳　　　纽扣钩

穿脱下半身衣物

1. 建议选择方便穿脱的裤子，推荐松紧带固定的裤子，尽量不用皮带或纽扣固定。

2. 使用穿衣辅具（末端钩子通常有防滑的塑料涂层）穿脱裤子。

3. 体能、平衡功能较差的患者，可躺在床上穿脱裤子。

（万　里　王雪强）

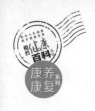

8. 如何安全、便捷地
穿脱鞋袜

穿脱鞋袜是最基本的日常生活活动之一，但涉及下肢髋膝关节大幅度地屈伸，并且有精细手部动作的参与。在立位状态下完成穿脱鞋袜还需要良好的脊柱灵活度和躯干稳定性。一般推荐关节活动度受限的患者通过环境适应和辅助设备等手段来弥补伸够不足和关节偏移；推荐肌力减退的患者以类似的设备或技术来补偿和节约能量。

使用辅具、改变鞋具或变换体位

1. 根据需要使用易拉出的穿袜辅具，脱袜子则使用加长手柄拾物钳或穿衣辅具。

2. 使用弹性鞋带或其他适宜的鞋扣（尼龙搭扣或磁吸式鞋扣），尽量选择易穿脱的鞋子，如"一脚蹬"的鞋子，简化动作的同时，也避免弯腰系鞋带的麻烦。

3. 平衡功能较差的患者，穿鞋袜时可选择较低的凳子坐位完成；或单腿下蹲，甚至站立，单脚踏在凳子上完成；也可躺在床榻上弯膝扭胯来完成。脱则相对简单，可坐位或站立单手完成，脱鞋甚至可以扶墙，以另一只脚帮助从足跟蹬下鞋子。

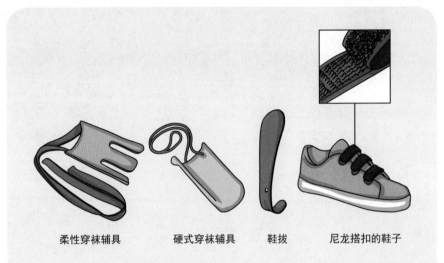

柔性穿袜辅具　　　　硬式穿袜辅具　　　鞋拔　　　尼龙搭扣的鞋子

进行针对性的功能活动锻炼

　　穿脱鞋袜需要较好的关节活动度、手脚协调能力及身体平衡能力。例如，对于一些下肢处于"伸肌模式"的脑卒中患者，尤其应重视增加下肢髋、膝、踝关节的活动度和功能康复，如弓步单腿下蹲、蹲起练习等（髋、膝、踝大幅度屈曲动作和踝关节的正确体位），关节承重能力训练，髋、膝肌肉力量训练及手部的精细功能训练等。此外，灵活的脊柱活动，不仅可以让穿脱鞋袜变得更加便捷，还能节省身体能量的消耗，确保平衡、稳定、不跌倒。建议患者日常生活中加强核心肌群力量训练、坐位及站立位的平衡训练和腰背部力量训练，如对抗外力调整坐姿，半臀坐、坐位、站位的接抛球练习等。

（万　里　王雪强）

二

轮椅及转移
相关训练

9. 如何对**居家环境**及 辅助设施进行**改造**

随着老龄化趋势日益显著，老年失能群体逐渐增加，中青年因病、因伤致残的人群在医院治疗一段时间之后，最终也要回归家庭。这些人群回到家庭环境之后，原有的居家环境可能已经不能满足患者的日常生活自理需求，需要根据实际情况做一些环境微改造。

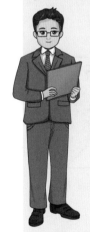

专家说

1. 楼梯改造 一般居民楼都是单向楼梯扶手，只能在上楼或下楼时使用，这对于偏瘫患者来说极为不便，建议加装为双向扶手、双层扶手。

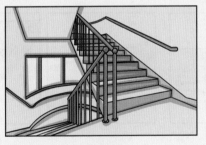

双向扶手

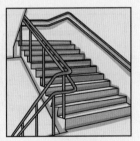

双层扶手

2. 卫生间改造 在马桶、洗漱台、淋浴间等必要的位置安装扶手，方便患者需要时借力，保证活动安全。淋浴间争取做干湿分离，湿区地面需要做防滑处理，如铺防滑地砖或铺设防滑地垫；淋浴间内可摆放适合患者体型的防滑淋浴座椅，方便患者坐位沐浴；

环境改造 辅助设施改造

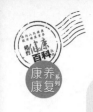

可设置升降式毛巾架，或者配置取物杆。卫生间安装感应照明灯，方便患者夜间进出卫生间。对于需要坐轮椅的患者，卫生间的门需要加宽改造。

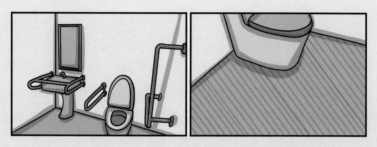

扶手　　　　　　　　　　　　　　　　地面防滑

3. 卧室改造　在床边安装无障碍扶手，方便从床上翻身坐起，以及上、下床；在地脚线位置安装声控或感应灯，方便患者夜间上厕所时能看清路况，避开障碍物；卧室家具做圆角化处理，如加装防撞条，避免患者不小心撞到而受伤。

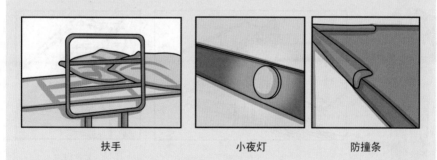

扶手　　　　　　　　　小夜灯　　　　　　　防撞条

4. 客厅改造　在墙边增设扶手，墙角转弯处加贴防撞条，方便患者更好地行走，避免受伤。如果客厅地砖或木地板较为光滑，则同样需要做防滑处理。患者平时在家庭环境内生活时，也需要穿着具有防滑功能的鞋子，不宜穿拖鞋。

5. 厨房改造　各类厨具要放置在易于拿取的位置。对于截瘫患者，灶台还要加装升降功能。

（吴　伟　王雪强）

10. 如何**选择**轮椅及行走**辅助设备**

轮椅、拐杖、助行架是市场上常见的康复辅具，可以帮助患者解决远距离出行、居室范围内行走等问题。面对琳琅满目的产品，如何根据自己情况选择合适的辅具呢？

专家说

轮椅的选择

1. 普通轮椅

结构特点：此类轮椅扶手可以卸下或上翻，脚踏板可以翻起或取下，方便患者从轮椅侧面或正面移动至床、坐便器和汽车等，可以由家属推行或患者自行驱动。

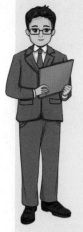

适用人群：截瘫、截肢、长期使用轮椅人群，偏瘫患者。

2. 高靠背轮椅

结构特点：能提供更多躯干和头部的支撑，适用于坐位平衡及耐力差的患者。这类轮椅一般还具有靠背向后倾斜或靠背和脚踏板同时放平的功能。

适用人群：早期或重度偏瘫患者、高位四肢瘫患者、全身肌无力患者等。

3. 电动轮椅

结构特点：通过控制器来操作轮椅，一般具有简单的姿势控制模块，如头枕、腿档。可定制成声控轮椅，出行距离远大于普通轮椅。

适用人群：四肢瘫、截瘫、重度偏瘫及脑瘫患者。

轮椅选购注意事项：①选择适合的座位长度、宽度、深度；②选择合适的扶手高度；③选择合适的轮椅座高；④选择合适高度的靠背。

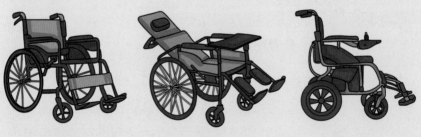

| 普通轮椅 | 高靠背轮椅 | 电动轮椅 |

行走辅具（拐杖、助行器）的选择

1. 拐杖

结构特点：根据拐杖触地端的形状可分为单脚拐、三脚拐、四脚拐，均单手握持；根据握持方式的不同分为手杖、肘拐、腋拐。

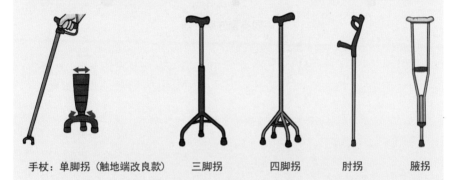

手杖：单脚拐（触地端改良款）　三脚拐　四脚拐　肘拐　腋拐

适用人群：下肢瘫痪麻痹患者，下肢关节疾病患者，腿脚不便、走路缓慢人群等。

2. 助行器

结构特点：市面上助行器品种非常丰富，根据不同材质类型可分为不锈钢材质、铝合金材质等，根据结构构造可分为普通框架式助行器、轮式框架助行器、台式框架助行器。因此，需要根据患者的实际功能情况进行购买。

适用人群：普通框架式助行器适合下肢运动功能轻度障碍且平衡能力较好的人群，室内、外均可使用；轮式框架助行器适合下肢运动功能一般且平衡能力较好的人群，多在室外使用；台式框架助行器适合手腕无法直接抓握且平衡功能较差的患者，仅限室内使用，且需要有照顾者保护监督。

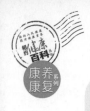

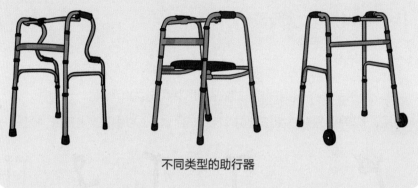

不同类型的助行器

（吴 伟 王雪强）

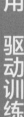

关键词

轮椅使用 驱动训练

11. 如何进行**轮椅驱动训练**

　　人们一般认为轮椅都是由家属负责推行的，其实这是极大的认识误区。对于中青年患者，无论是偏瘫患者还是截瘫患者，他们完全可以自行驱动轮椅。只要经过简单的学习，就可以掌握自行驱动轮椅前进、转弯、掉头的方法。这样既能增加患者独立外出的能力，又能起到很好的锻炼作用，能有效加强患者的心肺功能训练，并改善上肢力量。

专家说

截瘫患者如何自行驱动轮椅

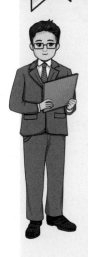

截瘫患者可选择电驱动轮椅，也可以根据上肢及手功能的康复情况选择手驱式轮椅。手驱式轮椅，其大轮外周有手轮圈，患者需双手分别握住两侧手轮圈，发力基本一致、同时向后拨动，就可以驱动轮椅直线前进。如需转弯或掉头，可以根据需要一只手向前用力，另一只手向后用力。

偏瘫患者如何自行驱动轮椅

对于偏瘫患者而言，其一侧肢体的功能是正常的，那么当患者坐在轮椅上的时候，可以依靠健侧上肢与下肢驱动轮椅。患侧下肢放在轮椅踏板上，健侧下肢置于地面，用力向后滑动，健侧上肢配合向后拨动手轮圈，可以驱动轮椅完成前进。如需转弯或掉头，也可以由健侧上、下肢配合调整。

（吴 伟 王雪强）

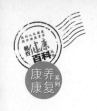

12. 如何进行
轮椅和床之间的转移

对于使用轮椅的患者来说，经常需要面临轮椅与床之间的转移问题，正确掌握独立转移技巧，能够提高生活自理能力，但前提是轮椅坐垫高度与床的高度基本保持一致。

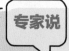

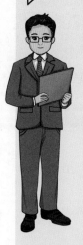

偏瘫患者轮椅到床的转移

起始姿势：患者端坐于轮椅上。

操作步骤：①将轮椅尽量贴近床边，健侧靠近床沿，轮椅扶手与床沿成30°~45°夹角，锁住轮椅手刹；②双足平放于地面，收起腿托及踏板，患者身体主动前移直至大腿前1/3移动至坐垫外，打开健侧面轮椅扶手；③患者健手支撑床沿稍远侧，留出适宜距离。患者向健侧转移重心，健侧上、下肢同时用力，支撑身体使臀抬离轮椅，以健侧足为支点旋转身体，直至臀部完全处于床面上方并坐下；④调整好正确坐姿，确保安全。

偏瘫患者床到轮椅的转移

起始姿势：患者坐在床边，双足平放于地面，膝关节呈90°屈曲。

操作步骤：①准备好轮椅，锁住轮椅手刹；②患者在床上向健侧平移至紧贴轮椅，打开健侧扶手，移开腿托及踏板；③患者健侧手支撑于轮椅对侧扶手或者坐垫上，健侧足放于患侧足稍前方；④患者向健侧转移重心，躯干前倾，健侧上、下肢同时用力，支撑身体使臀抬离床面，以健侧足为支点旋转身体，直至背部正对轮椅并坐下；⑤将扶手、腿托及踏板复位，放好下肢，调整坐位姿势。

截瘫患者轮椅到床的转移（端坐位侧向转移）

起始姿势：患者坐在轮椅上，双足平放于地面，膝关节呈90°屈曲。

操作步骤：①将轮椅尽量贴近床头一侧，轮椅扶手与床沿成30°夹角，锁住轮椅手刹；②患者身体前倾，一手放于床面，另一手放于坐垫上，缓慢将身体移动到床面；③患者调整姿势，确保身体端正。

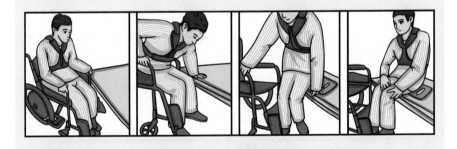

截瘫患者轮椅到床的转移（长坐位[1]正向转移）

起始姿势：患者端坐在轮椅上。

操作步骤：①患者正面对着床，确保轮椅刹车处于锁定位

1　长坐位指双腿伸直，身体垂直于床面呈90°直角的坐姿。

置；②双上肢分别将双腿抱起，放于床上，松开刹车，将轮椅向前推进紧靠床边，并锁住刹车；③双手放于扶手上，撑起上身将臀部向床上移动并摆正双下肢位置，直到身体完全进入床上。

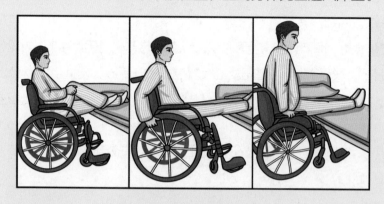

截瘫患者床到轮椅的转移（长坐位侧向转移）

起始姿势：患者长坐于床上，双腿伸直。

操作步骤：①准备好轮椅，锁住轮椅手刹。②患者保持长坐位，缓慢将身体移至床边，放下床档，拉开靠床侧扶手；③一只手放于轮椅坐垫上，另一只手放于床面；④用双上肢的力量撑起上身将臀部抬高，逐步向坐垫转移，直到身体完全转移到坐垫上；⑤将双腿抱起放于脚踏上，系好安全带，放好床侧扶手，调整身体坐姿。

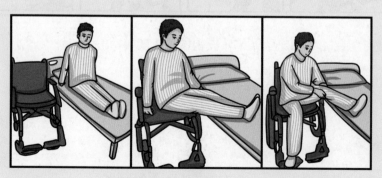

截瘫患者床到轮椅的转移（长坐位正向转移）

起始姿势：患者背向轮椅坐在床边，双下肢处于伸直位。

操作步骤：①先将轮椅正面朝向床面，将腿托及踏板向两侧翻开，锁住轮椅刹车；②患者坐在床上，背向轮椅，以双手在床上做撑起动作，慢慢将臀部移向床边，靠近轮椅；③双手握住轮椅扶手的中央，用力撑起上身，身体向后使臀部落在轮椅内；④打开刹车，向后挪动轮椅，直到足跟移至床边；⑤锁住刹车，把脚置于踏板上。

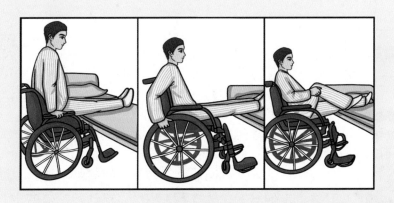

（吴　伟　王雪强）

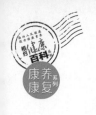

13. 如何进行
轮椅和坐便器之间的转移

坐轮椅的患者，由于身体条件限制不能正常使用蹲便器，只适合使用坐便器。只有经过适度学习，掌握正确的方法，才能完成自行如厕。一般还需要对卫生间做适当改造，如增加门框宽度、在地面加装防滑垫、在坐便器两侧加装固定扶手等。

轮椅到坐便器的转移

起始姿势：患者端坐在轮椅上，进入卫生间，侧面对着坐便器。

操作步骤：①锁住轮椅刹车，收起脚踏板；②打开靠近坐便器的轮椅扶手，将身体移动到轮椅前端坐好，再把双脚放到地面上；③一只手去抓握坐便器扶手，另一只手抓握轮椅扶手，双手配合用力，缓慢挪动身体，将上身从轮椅向坐便器移动；④在坐便器上坐稳后，再慢慢把身体姿势调整到正位。

坐便器到轮椅的转移

起始姿势：患者端坐在坐便器上，轮椅放在坐便器侧面。

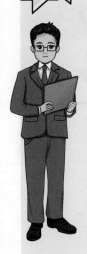

操作步骤：①确认轮椅刹车已锁定，掀开身体侧面的轮椅扶手；②一只手放在轮椅侧边扶手上，另一只手放在坐便器上，双手配合用力，缓慢挪动身体，将上半身从坐便器向轮椅移动；③在轮椅上坐稳后，再慢慢把身体姿势调整到正位；④恢复轮椅扶手，将脚踏板调整归位，双下肢放回脚踏板上。

（吴　伟　王雪强）

14. 如何进行
轮椅和**地面**之间的转移

在日常生活场景中，可能会出现患者意外从轮椅跌落，或者需要从轮椅转移到地面休息的情况，如外出露营、在家中做瑜伽或锻炼等。因此，对截瘫患者而言，学习如何在轮椅和地面之间进行独立转移非常重要。

 专家说

轮椅到地面的转移

起始姿势：患者坐在轮椅上，确保刹车处于锁定状态。

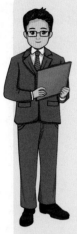

操作步骤：①将双下肢从轮椅脚踏板上取下，放在地面，保持屈髋屈膝90°；②将脚踏板向两边翻开并锁定；③双手支撑在轮椅两侧扶手上，将臀部抬高，并缓慢向坐垫外侧移动；④臀部挪动到接近坐垫前缘时，双手从两侧扶手位置挪动到坐垫位置，持续用力，将臀部从坐垫缓慢移动到地面，调整坐姿。

地面到轮椅的转移

起始姿势：确认轮椅刹车处于锁定位置，双侧脚踏板处于打开位置。

操作步骤：①患者调整身体姿势，背向轮椅坐好，双下肢尽可能保持屈曲；②双手支撑在坐垫上，将臀部逐渐移动到坐垫；③双手放在两侧扶手上，进一步调整臀部位置，直至身体完全坐端正；④将脚踏板调整归位，双下肢平稳放在脚踏板上。

（吴　伟　王雪强）

15. 如何进行**轮椅**和**拐杖**之间的**转移**

轮椅与拐杖是生活中常见的辅具，一般情况下，轮椅适合远距离与室外环境使用，拐杖则适合短距离或居家环境下使用。由于每天的生活场景较为丰富多样，有时也可能面临轮椅、拐杖组合使用的场景，非常有必要加强转移练习。

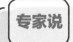

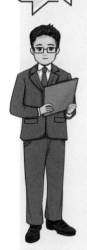

轮椅到拐杖的转移

当准备从轮椅向拐杖转移时，首先需要检查确认轮椅刹车已锁定牢固，拐杖放在身边易于拿取的位置。移开轮椅腿托，收起踏板，然后将双下肢放置于地面上，保持屈髋屈膝90°。躯干前倾，重心前移，完成从坐位向站位转移，必要时可用手支撑轮椅扶手辅助站立。站稳之后，可以使用拐杖进行步行。

拐杖到轮椅的转移

当准备从拐杖向轮椅转移时，同样需要先检查确认轮椅刹车处于锁定位置，确认腿托已移开，踏板处于收起状态。使用拐杖走到轮椅正面，然后逐渐转身，确保背向轮椅正面，确认身体与轮椅坐垫之间的距离，将拐杖放置在身体侧边，随后身体前倾，慢慢坐下，必要时可先将手按在轮椅扶手上，再坐下。坐稳之后，将腿托及踏板放到正常使用位置。

（吴　伟　王雪强）

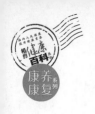

16. 如何使用**助行器**进行步行训练

各类下肢骨折或关节置换术后患者、骨性膝关节炎患者及腰段脊髓损伤患者，大多存在下肢主要肌群力量减退、负重能力下降等问题。这类患者在练习早期下地站立负重与行走训练时，往往需要借助助行器。

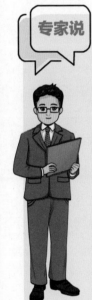

专家说

助行器辅助步行的特点是步行速度较慢、安全性较高，通常适用于刚开始练习步行的患者。步行训练一般分为三点步式和两点步式，两种步行训练的准备姿势和第一步完全相同，但两点步式需要双手支撑力量更大，双下肢同时前移，步行速度略快一些。

助行器三点步式练习

准备姿势：双手握住助行架，双脚放置于助行架两后脚连线稍前侧，站稳。

第一步：向前移动助行架，放置到合适位置，确保助行架四只脚都完全放在地面上。

第二步：上半身前倾，向前迈出一侧下肢，足跟落在助行架两后脚连线位置稍前侧，重心移动到该侧下肢。

第三步：向前迈出另一侧下肢，站稳并恢复起始姿势。

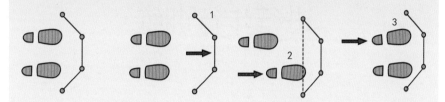

助行器两点步式练习

准备姿势：双手握住助行架，双脚放置于助行架两后脚连线稍前侧，站稳。

第一步：向前移动助行架，放置到合适位置，确保助行架四只脚都完全放在地面上。

第二步：上半身前倾，双下肢同时向前移动，落地后站稳并恢复起始姿势。

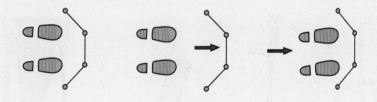

（吴　伟　王雪强）

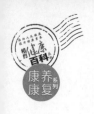

17. 如何使用**腋拐与肘拐**
进行步行训练

关键词

腋拐 肘拐 步行训练

　　腋拐与肘拐都是生活中很常用的步行辅具，功能较为相似，使用方法也比较接近，最大区别在于肘拐有前臂支撑托，适合上肢力量不是特别好的患者。腋拐与肘拐可以单支使用，也可以成对使用，适用于单侧下肢骨折术后、单侧下肢关节置换术后及运动损伤早期患者，也可用于不完全损伤的脊髓损伤患者。许多人认为，腋拐是顶在腋窝下支撑使用的，这其实存在极大的风险。腋窝下有非常重要的血管、神经穿行经过。如果持续用腋拐顶住腋窝，很容易压迫腋神经，引起手臂酸麻。

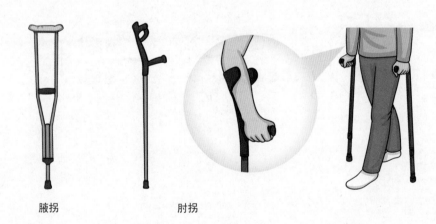

腋拐　　　　　肘拐

专家说

如何正确持握腋拐

　　取站立位，将腋拐放在腋下，与腋窝保持 3~4 厘米距离；两侧腋拐脚垫分别置于脚尖的前方和外侧方直角距离各 15 厘米处；肘关节屈曲约 30°，把手部位与大转子（人们常讲的大胯、胯骨轴子就是指大转子，用手触摸有凸起、坚硬的感觉）高度相当。

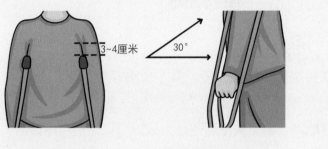

正确持拐姿势（腋拐）

如何正确持握肘拐

　　取站立位，手抓住肘拐上的扶手，手臂支撑在肘托上，其余同腋拐。

如何持拐走四点步

　　按上述姿势保持持拐站立位，第 1 步出左拐，第 2 步前移重心迈右腿，第 3 步出右拐，第 4 步前移重心迈左腿，然后进入下一个循环。因迈出一侧拐或腿时总会有三点支撑体重，故比较稳定，贴近自然步态，但速度较慢。适用于双下肢伤病但双下肢肌力较好者，或者单侧下肢伤病可早期下地部分负重的患者。

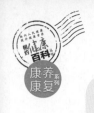

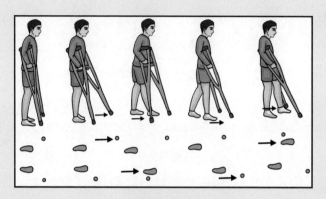

持腋拐走四点步

如何持拐走三点步

按上述姿势保持持拐站立位，第1步出双拐，第2步身体前倾一侧下肢足跟进（不负重），第3步另一侧下肢向前迈出，至邻近双拐落地点，掌握熟练后或肌力较好可稳定控制身体时，也可跨过双拐落地点以加大步幅。三点步的步行速度比四点步更快一些。

如何持拐走两点步（摆至步）

按上述姿势保持持拐站立位，患者同时伸出两侧腋杖，手柄向前支撑，并向前摆动身体，使双足同时拖地向前，到达腋杖的落地点附近。摆至步是开始步行的时候常用的方法，主要是利用背阔肌来完成。这种步行方法稳定性好，实用性强，但速度稍慢。

如何持拐走两点步（摆过步）

按上述姿势保持持拐站立位，患者向前方同时伸出两侧腋杖，身体重心向前移。利用上肢支撑手柄，使双足离地，下肢向前摆动，双足在腋杖着地点前方着地，再将两侧腋杖向前方伸出取得平衡，故而称为摆过步。摆过步一般在摆至步练习成功以后再开始练习。这种步行方法速度比较快，步幅比较大，有一定的跌倒风险，适用于路面宽阔、行人较少的场合，一般是在恢复后期使用。

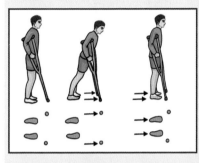

摆至步

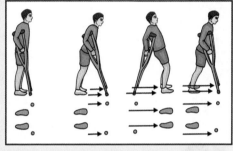

摆过步

（吴　伟　王雪强）

18. 如何使用**手杖**
进行步行训练

　　手杖，也叫手拐，是市面上非常常见的行走类辅具，可分为单脚拐与多脚拐（三脚拐、四脚拐）。一般来说，手杖可以用于两点步式或三点步式行走。三点步式适合刚开始学习步行的患者，速度相对偏慢，但稳定性更好。两点步式则适合肢体功能和平衡能力较为良好的患者，速度会比三点步式更快一些。

关键词

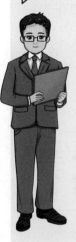

手杖 步行训练

如何正确持握手杖

取站立位，健侧手抓握手杖，将手杖脚垫置于脚尖的前方和外侧方直角距离各 15 厘米处。调节手杖高度使把手部位与腕横纹相当，握持支撑用力满意。

如何使用手杖进行三点步式训练

患者使用手杖时先伸出手杖，再迈患侧足，最后迈健侧足的步行方式为三点步式。此种步行方式因迈健侧足时有手杖和患足两点起支撑作用，因此稳定性较好，除一些下肢运动障碍的患者常采用外，大部分偏瘫患者习惯采用此种步式。

根据患者的基本情况，练习时按健侧足迈步的大小，又可分为后型、并列型和前型三种。后型指健侧足迈出的步幅较小，健侧足落地后足尖在患侧足尖之后；如果健侧足落地后足尖与患侧足尖在一条横线上，即为并列型；若步幅较大，超过患侧足尖则为前型。由于后型稳定性好，前型稳定性最差，所以一般初期练习的患者或是平衡功能较差的患者可以先练习后型，再改为并列型，最后练习前型。

如何使用手杖进行两点步式训练

手杖和患侧足同时伸出并支撑体重，再迈出健侧足，手杖与患侧足作为一点，健侧足作为一点，交替支撑体重，称为两点步式。此种步式速度快，有较好的实用价值。当患者具有一定的平衡功能或是较好地掌握了三点步式后，可进行两点步式练习。

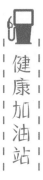

手杖的选择并不是脚越多越好

一般而言，单脚拐一般适合下肢负重能力较好的患者，多脚拐适合下肢负重能力较差的患者，如偏瘫患者。但要注意手杖的脚并不是越多越好，根据三点确定平面的朴素原理，事实上三脚拐可能是较好的选择；当地面情况较复杂或较为不平时，四脚拐（甚至更多脚拐）并不具备优势。目前，已有单脚拐将脚垫设计为小脚款、可拆卸式，甚至衔接部位可以 360°旋转，购买时可根据需要进行选配。

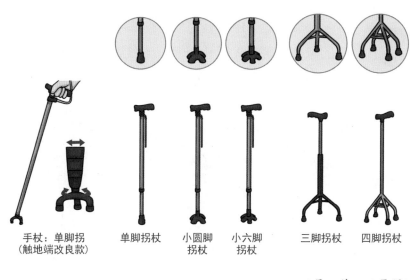

| 手杖：单脚拐
（触地端改良款） | 单脚拐杖 | 小圆脚
拐杖 | 小六脚
拐杖 | 三脚拐杖 | 四脚拐杖 |

（吴　伟　王雪强）

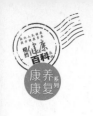

19. 如何进行**上下台阶**训练

关键词

上下台阶 步行训练

虽然现在电梯和无障碍设施已经非常普及，但在日常生活场景中，依然有很多地方仅能使用楼梯或台阶通行。对于依靠轮椅出行的截瘫患者而言，他们可能只能依靠别人帮忙，但对于偏瘫患者而言，学习如何正确、安全地上下台阶是非常必要的。

专家说

上台阶训练

上楼梯时，患者轻轻地抓住扶手，照护者站在患者的患侧，患者先迈健侧腿，待脚踏实，以健侧腿作为支撑腿上台阶，然后再跟上患侧腿。

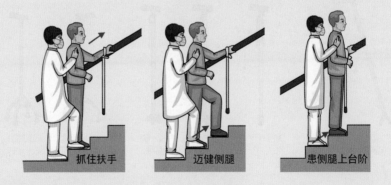

抓住扶手　　　　迈健侧腿　　　　患侧腿上台阶

下台阶训练

下楼梯时，患者轻轻地抓住扶手，照护者站在患者的患侧，让患者先用患侧腿下台阶，此时健侧腿作为支撑腿，使膝稍弯曲，以便双足稳定支撑体重，最后健侧腿要跟上，完成整个下台阶的动作。

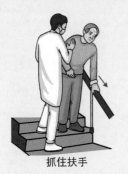 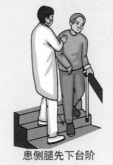 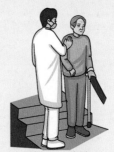

抓住扶手　　　　　　患侧腿先下台阶　　　　　　健侧腿下台阶

注意事项

在早期训练阶段，要遵循上楼梯时健侧先上、下楼梯时患侧先下的基本原则。陪护人员一定要注意患者的安全，患者也要量力而行，循序渐进地训练，不可操之过急。此外，在很多楼梯房里，扶手是单向安装的，但偏瘫患者上下楼梯都是需要借力的，因此有必要对楼梯做适当改造，确保两边都有扶手。

（吴　伟　王雪强）

卫生照护

20. 如何**护理皮肤**

皮肤作为人体面积最大的器官，具有免疫屏障、吸收、感觉、体温调节、物质代谢等多种功能，做好皮肤的清洁与保护至关重要，对于生活不能自理的患者，更应做好皮肤护理工作，降低皮肤受损风险。

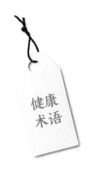

健康术语

皮肤感觉障碍： 是指患者皮肤对外界刺激的感觉消退或消失。

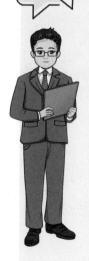

专家说

皮肤清洁

清除皮肤表面污垢、皮脂及其他有害物质，能够促进血液循环，放松肌肉，并能消除不良气味。清洁前，室温调节至 24℃以上，湿度为 50%~60%，关门窗，以 38~40℃温水（可根据年龄、季节和个人习惯调节水温）擦洗。局部擦洗每日 2 次，瘫痪失禁者需要做到及时清洁，并根据需要擦洗。全身擦浴每周 1 次，顺序依次为脸、头、上半身、背部、下半身、会阴部，尽量减少身体不必要的暴露，注意保暖。清洁时，不可过于用力，清洁后可用水性乳液涂抹皮肤，并及时更换污染衣物及床单。

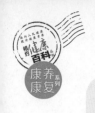

皮肤清洁剂宜选用具备以下特点的产品。

1. 稳定性好，使用方便，能迅速除去皮肤表面的各种污垢。

2. 洗浴后能保持或接近皮肤正常 pH 值，对皮肤屏障损伤小。

3. 使用后皮肤不干燥，能保持皮肤润滑，有光泽。

皮肤保护

对于长期卧床者，照护者需要随时观察其皮肤健康状况，推荐使用有一定减压效果的气垫床或乳胶床垫，不推荐使用棕垫。一般至少每 2 小时便应更换 1 次体位，可借助翻身枕等工具，避免采用拖、拉、拽等方式。长期坐轮椅者每隔十几分钟就要抬高臀部减压。

夏季或高温出汗较多时，可将透气的浴巾置于身下，以便于吸汗，一般不用护理垫等不透气、易导致皮肤过敏的产品。冬季干燥时节，取适量无刺激性的凡士林涂于脸部、手、脚、关节等部位，同时应用加湿器提高室内湿度。

皮肤浅表感觉障碍者，在洗漱、擦拭或泡澡时应注意水温，以防烫伤，使用保暖产品（一般不建议使用热水袋）要随时检查皮肤情况。

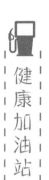

饮食小课堂

多喝水，多吃绿豆芽、大白菜等"补水菜"，多吃苹果、橙子等富含维生素 C 的水果，适量吃一些坚果（富含维生素 E），以改善皮肤；若有皮肤黏膜破溃的现象，可补充富含 B 族维生素的豆类食品；若有皮肤瘙痒的现象，应避免饮酒及食用葱、辣椒等刺激性食物。

（王华芬 黎 健）

21. 如何**护理毛发**

毛发护理旨在保持毛发健康、美观、有光泽及局部清洁卫生。

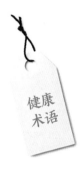

健康术语

毛发： 属于人体皮肤的附属物，毛发埋在皮肤内的部分称为毛根，露在皮肤外的部分称为毛干，毛根的下端在真皮层膨大成球形，并含有丰富的血管、神经及增殖分化能力很强的细胞。

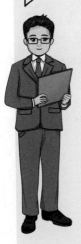

毛发是人体的重要组成部分，做好毛发护理对保持个人健康和建立良好的自我形象非常重要。毛发护理一般包括洗护、梳理、修剪等过程。

1. 洗发护发 适当洗头，减少烫发、染发等对头发的损伤，适当按摩头皮，增加局部血流量。

2. 梳理 梳头能够促进头皮血液循环。建议肢体运动障碍人群使用健侧手梳头或在照护者的协助下梳头，可选择长柄梳子，长发人群建议扎起头发，避免打结。

3. 修剪 对于肢体障碍人群，如头发较长的女性，为了清洗方便和减少发丝打结，可以剪短发或定期修剪，男性则建议剪短发，方便打理。对于腋毛较长的人群，如出现腋毛周围结黄色的痂，伴有瘙痒，建议脱腋毛或剃短腋毛。定期修剪胡子也非常重要，可以选择电动剃须刀，在修剪的时候动作应轻柔，防止皮肤破损及毛囊受损。

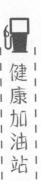

健康加油站

毛发护理小贴士

1. 体位摆放。一般建议坐位洗护，使用可伸缩花洒。无法离床者由照护者在床上协助清洗。

2. 注意防滑。可在浴室安装扶手，使用防滑垫及防滑拖鞋，避免跌倒发生。

3. 选择合适的免水洗产品，方便清洁护理。

4. 缩短洗发时间，避免长时间低头，垫好防水垫，及时更换潮湿衣服并吹干湿发，避免受凉。

5. 肢体功能障碍患者常伴有感觉异常，应避免使用过热的水及工具，以免发生烫伤。

6. 清洁护理动作应轻柔，起立应缓慢，以免发生头晕。

（王华芬 黎 健）

22. 如何**护理口腔**

关键词

口腔护理 漱口 刷牙 牙间清洁

口腔中常有大量的有益和致病菌群，一般情况下每天通过饮水、进食、刷牙、漱口等活动可达到减少和清除致病菌的目的，口腔一般不会出现异常。但当个体处于疾病状态时，机体的防御功能下降，可能伴有进食和饮水障碍，口腔内的致病菌会大量繁殖，导致口腔卫生不洁甚至出现口腔疾病。口腔护理能预防或减轻口腔异味，清除牙垢，增进食欲，确保患者舒适，良好的口腔卫生也可促进机体健康。

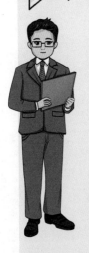

口腔清洁

1. 漱口　餐后漱口能及时去除口腔中的食物残渣，减少口腔内致病微生物。可选择侧卧位、仰卧位或半卧位，头偏向一侧进行漱口。吞咽障碍患者禁止漱口。

2. 刷牙　应早、晚进行，选择合适的保健牙刷（牙刷每 3 个月更换 1 次）和含氟牙膏（吞咽障碍者根据吞咽功能确定是否使用），先从磨牙开始，以 3~4 颗牙为一个分区，逐渐过渡到切牙，时间约为 3 分钟。手指不能抓握者可借助辅助器——万能袖带。使用口腔护理棉棒者，沿纵向擦拭牙齿，从磨牙向切牙擦拭。擦拭过程中，应注意使用的棉球不能过湿，防止因水分过多造成误吸。

3. 牙间清洁　推荐餐后使用牙线、牙间刷等工具对牙间隙的菌斑和牙垢进行清洁。将牙线对准牙缝间隙后左右移动、缓慢滑入牙缝，牙线贴紧其中一边牙齿邻面，轻轻上下拉动牙线清洁邻面，依次清洁每个牙缝。

口腔护理

应戒烟限酒，合理饮食，养成良好的口腔卫生习惯。进食后先使用牙线清洁牙齿，再漱口，必要时涂润唇膏。需要注意的是，漱口不能代替刷牙，而且有需要的话，可以在每餐后刷牙清洁。另外，注意保持良好心态，有口腔问题应及时前往医院口腔科就诊。

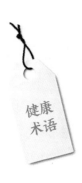

巴氏刷牙法：称水平颤动法，先刷牙表面（牙刷头与牙齿表面成45°，轻轻做小圆弧来回刷，上排的牙齿向下刷，下排的牙齿向上刷），后刷牙背面（同理45°角刷上下排牙齿，再刷咬合面，牙刷倾斜与咬合面垂直来回刷），接着把牙刷竖起来，利用前段的刷毛沿牙缝上下以小圆弧刷动，最后轻刷舌头表面。

（王华芬　黎　健）

23. 如何**护理指 / 趾甲**

指 / 趾甲是紧密而坚实的角化皮层，位于手指或足趾末端的伸面。指甲的主要功能是保护其下的柔软甲床在工作中少受损伤，并帮助手指完成较精细的动作。指 / 趾甲过长或藏污纳垢均可能给患者带来不良影响，而修剪、护理不当也会给其带来痛苦或伤害。

指 / 趾甲的护理包括清洗、修剪和保护。

1. 清洗　建议以流动的水洗去污物，也可用棉签蘸清水进行擦洗。

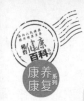

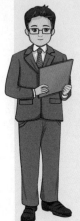

2. 修剪 建议根据修剪的需要选用指甲钳、指甲锉、指甲刀、表皮剪刀等工具，也可根据患者自我修剪时手功能状况选用带有特殊辅助工具的固定式指甲刀、吸盘式指甲锉、指甲刷、带放大镜的指甲剪等。修剪工具应专人专用，并及时做好清洁消毒工作。一般手指甲每周剪一次，脚指甲生长速度相对较慢，可每个月剪 1 次或 2 次。

3. 保护 不要穿过紧的袜子或鞋。若甲床发蓝或发紫可能是缺氧的表现。

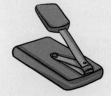
固定式指甲刀

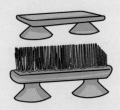
吸盘式指甲锉、指甲刷

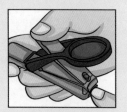
带放大镜的指甲刀

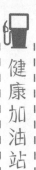
健康加油站

如何正确修剪指 / 趾甲

1. 修剪指 / 趾甲的最佳时机是洗完澡以后，因为这时指 / 趾甲是最柔软的。最好用专用的强力指甲钳或指甲刀。

2. 修剪指 / 趾甲时要平着剪，先剪中间再修两边，一点一点剪断，修剪后锉平甲缘，并把尖角修圆，避免指 / 趾甲毛糙而损伤其他正常组织。

3. 剪指／趾甲时应保留一定的长度，不要剪得太短，边角避免剪得过深，也不要将指甲刀硬塞进指甲缝里掏着剪，以免引起指／趾甲向组织内生长。

4. 洗浴时，用柔软的毛巾轻轻擦拭指／趾甲周围的老化皮屑、指甲边缘的肉刺，用指甲刀或剪刀贴皮屑或肉刺根部剪除，切不可用手去撕。

5. 如果指／趾甲出现疼痛、颜色改变、形状异常或有分泌物渗出等情况，需要请专业医师处理。

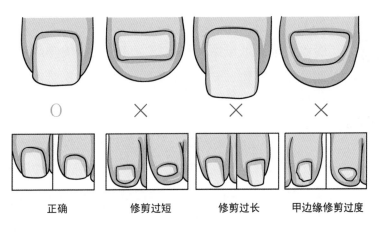

| 正确 | 修剪过短 | 修剪过长 | 甲边缘修剪过度 |

（王华芬　黎　健）

24. 如何进行二便照护

通常排尿、排便后应即刻完成局部卫生照护，以保持皮肤清洁，避免异味。若不及时清理排泄物，局部皮肤反复或长期暴露于尿液和／

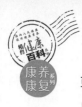

或粪便中，将导致皮肤损伤，表现为红斑、水肿、破损、疼痛，在某些情况下可继发皮肤糜烂或感染。

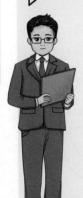

二便照护一般包括收集、清洗、护肤三个步骤。

1. 有效收集排泄物 根据患者是否有控便能力、排泄物的不同性质，使用不同类型工具收集排泄物。有控制排尿、排便能力的患者，可使用尿壶、便盆等收集排泄物，或者在照料者的协助下前往卫生间如厕。尿失禁患者通过留置导尿管，使用尿套、高吸收性尿垫或纸尿裤等收集尿液；大便失禁患者可使用医用肛门管、一件式造口袋、粪便收集装置等收集大便。

2. 清洗局部皮肤 及时清洗被排泄物浸渍的皮肤，缩短排泄物对皮肤造成刺激的时间。清洗时动作应轻柔，避免用力擦洗，建议选用接近皮肤 pH 值的清洗护理用品，如婴儿沐浴露、婴儿皮肤清洁湿巾、失禁专用清洁湿巾等。患者使用的毛巾、水盆等私人物品应定期更换，避免毛巾表面过于粗糙。保持床垫、床单、衣裤清洁，及时更换尿垫或纸尿裤。

3. 保护局部皮肤 清洁以后应使用柔软的纸巾轻压使皮肤变干或自然晾干，勿暴力揉搓或吹干。待皮肤干爽后可选用二甲硅油、凡士林乳膏等保护剂涂抹局部皮肤，以在皮肤角质层与潮湿环境或刺激物之间形成保护层。

　　液体粪便或稀便可对皮肤造成损害。液体粪便的有害影响归因于其高含水量、粪便酶、微生物和 pH 值呈碱性等，即便较短时间的接触也有可能导致皮肤损伤，表现为红斑和经皮失水增加，使表皮更容易受到其他刺激物的破坏。因此，当患者排泄液体粪便或稀便时，需要及时进行卫生照护。

（王华芬　黎　健）

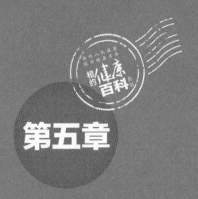

第五章

吞咽障碍照护

一

吞咽障碍者的
营养问题

1. 为什么吞咽障碍者更容易出现**膳食营养问题**

自古有言"民以食为天",通过进食,人类可以获取生存所需的营养。当各种原因损伤与吞咽有关的神经系统或吞咽器官而影响进食时,则会出现不同程度、表现各异的吞咽障碍。吞咽障碍可导致患者更容易出现膳食营养问题,而营养不良反过来又可加重吞咽障碍,形成恶性循环。因此,吞咽障碍者膳食营养问题不容忽视。

专家说

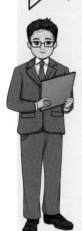

吞咽障碍打击患者机体整体情况

导致吞咽困难的疾病本身可导致患者基础能量消耗增加,如脑卒中患者的基础能量消耗约比正常人高30%;吞咽障碍可能导致患者出现误吸及肺炎,慢性感染是消耗性疾病,当感染合并高热时,会造成低蛋白状态。

吞咽障碍限制摄入食物的性状

吞咽障碍者在恢复经口进食的过程中,可能需要经历改变食物性状的阶段。加入增稠剂或凝固粉改变食物性状,会使食物容积增加,降低单位重量的营养成分,造成营养摄入不足。而增加食物摄入总量不仅增加胃肠负担,影响消化功能,也会使胃食管反流风险增加。

吞咽障碍 膳食 营养

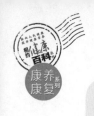

吞咽障碍影响食欲及消化

　　吞咽障碍者由于进食呛咳、进食时间延长及反复不明原因发热，多会产生"进食恐惧"心理，严重者出现"厌食症"。食物残留、口水过多及长期管饲也可刺激腺体分泌，稀释消化酶，影响患者消化功能。管饲注入量过多、管饲气体增加及管饲用品不清洁还会导致消化不良性腹泻。

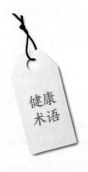

　　吞咽障碍：是食物从口腔运送到胃的过程中出现障碍的一种表现，由下颌、双唇、舌、软腭、咽喉、食管括约肌或食管功能受损所致。根据病因可分为结构性吞咽障碍、神经源性吞咽障碍及老年性吞咽障碍。

（孟萍萍　黎　健）

2. 吞咽障碍者的
营养管理目标怎么确定

　　营养管理的基本目标是确保总的营养摄入量（食物 + 营养支持）能够提供足够的能量、蛋白质、液体和微量营养素，以满足患者生存和运动的需求。

吞咽障碍者的营养管理目标包含进食方式和能量需求两个方面，简单地说就是解决"怎么吃、吃多少、吃什么"的问题。

"怎么吃"是指进食方式

长期吞咽障碍者，建议早期鼻饲管喂养，以改善临床病程、生存率和疾病预后。咽反射减弱或消失的吞咽障碍者，通过留置鼻胃管或间歇管饲的形式给予营养供应。不能耐受长期或间歇管饲进食的吞咽障碍者，短期内可考虑肠外营养，长期（≥4周）可行胃造口术。

"吃多少"是对能量需求的计算

不同疾病阶段能量需求不同：①病情平稳的吞咽障碍者，总能量需求标准为（25~35）千卡/千克（1卡=4.184焦）；②存在营养风险的吞咽障碍者，可适当增加能量供给。能量供给主要为碳水化合物、蛋白质和脂肪，碳水化合物的摄入量占总能量的50%~65%，脂肪的摄入量占总能量的25%~30%，蛋白质的摄入量一般为（1.0~2.0）克/（千克·天），水的摄入量一般为（30~35）毫升/（千克·天）。此外，还要有足够的电解质和矿物质摄入。

"吃什么"是对能量供应的处方

通常首选肠内营养，并根据患者胃肠道的耐受情况输注营养制剂，可以是成品营养液、营养粉，也可以是自制饭菜，配合营

关键词

营养　能量　目标

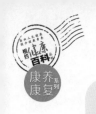

养素补充剂等。当患者无法耐受，或者输注量难以达到目标量的 80% 时，可以采用肠内营养＋补充性肠外营养的方式。

肠内营养：是经胃肠道为患者提供机体所需能量和营养素的营养支持方式。

肠外营养：通过胃肠外（静脉）途径为人体代谢需要提供基本营养素的营养支持疗法，主要适用于肠内营养不能满足人体代谢需求或不宜给予肠内营养的各类患者，也可与肠内营养联合应用。

健康加油站

能量的作用是维持人体体温恒定和各种生理功能与体力活动正常进行。蛋白质、脂肪和碳水化合物是三大产能营养素。1 克蛋白质产生 4 千卡热量，1 克脂肪产生 9 千卡热量，1 克碳水化合物产生 4 千卡热量。

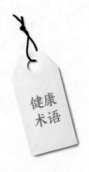

健康术语

基础代谢：是指维持机体最基本生命活动所消耗的热量。

基础代谢率：是指人体处于基础代谢状态下，每小时每千克体重（或每平方米体表面积）的能量消耗。

（孟萍萍　黎　健）

3. 如何进行**家庭营养管理**

　　家庭营养指在家为患者提供机体所需能量和各种营养素的营养支持方式，是住院营养管理的延续，包括口服和管饲两种途径。

专家说

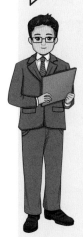

　　家庭营养管理内容包括营养组织框架、营养筛查和营养实践标准等。

　　1. 成立家庭营养支持小组（医院医师、医院护士、社区医师、社区护士、家庭医师、营养师），明确小组人员的角色和职责，完善患者向下转诊服务体系，提供多维度社会支持。小组成员要与患者及其家属保持密切沟通，定期随访。

　　2. 提供多途径的信息支持，促进患者参与营养管理。对患者及家属进行口头或书面形式的出院前教育；出院后借助远程医疗、互联网技术进行延续性健康教育；同时家庭医师应定期开展随访，为患者提供专业的信息支持，促进患者参与自我营养管理。

　　3. 监测并发症的发生，定期对患者进行营养筛查，筛查患者是否存在营养不良的情况，是否耐受管饲。患者及其照顾者对管饲营养的胜任力是确保营养计划安全实施的关键。定期对患者进行家庭内饮食情况的调查，评估近期体重变化、体质量指数、上臂

围、握力及皮褶厚度等指标。有条件的患者可定期去门诊检查营养指标。

4. 制订家庭营养计划是落实营养管理的重要环节，营养计划中必须明确目标能量及配方组成，根据管饲使用时间确定最佳的管饲途径，明确管饲的过渡和中止标准等。

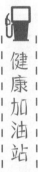

实施家庭营养管理方案还需评估患者及其陪护者的心理状态。当营养实践超出了患者及陪护者的应对能力时，会出现心理危机。因此，要尽早识别患者及陪护者的负性心理体验，及时提供心理支持，促使其顺利适应新生活。

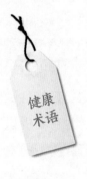

营养不良：是指摄入不足、吸收不良或过度消耗营养素所造成的营养不足，包括蛋白质 - 能量营养不良和微量营养素营养不良，也包含由于暴饮暴食或过度摄入特定的营养素而造成的营养过剩。

（孟萍萍　黎　健）

4. 如何进行
阶段性营养管理

吞咽障碍者容易合并误吸、肺部感染、营养不良等并发症，通常可根据摄食能力分为全鼻饲阶段、半鼻饲阶段和经口进食阶段。每个阶段应根据患者吞咽障碍的程度、类型和胃肠道功能，选择不同的营养管理方案施行阶段性营养管理，可以改善营养，减少营养不良风险，降低各种感染的发生率，缩短住院时间，使患者尽早回归家庭和社会。

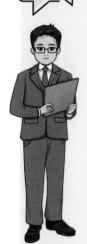

专家说

禁止经口进食阶段

不适合经口进食的吞咽障碍者可采用鼻胃管饲饮食。如果患者胃肠道功能基本正常，可完全采用肠内营养的方式进食；如果患者无法耐受或输注量难以达到目标量的 80%，就需要联系主管医师，根据评估结果采取肠内营养＋补充性肠外营养结合的方式。

部分经口进食阶段

患者经过一段时间的吞咽训练，具有一定吞咽能力，但经口进食量不足，有脱水或营养不良风险的阶段。此阶段患者可选择适合性状的食物，每餐经口进食量仅需达到患者不感到疲劳、不增加其进食压力便可，当每日经口能量摄入不足目标量的 60% 时，应给予持续管饲或间歇经口管饲喂养。

关键词

吞咽障碍　阶段性营养管理

经口进食阶段

　　患者鼻饲管已拔除，食物完全经口进食阶段。鼻饲管拔除的指征必定是患者有一定的吞咽功能，经吞钡造影显示无误吸风险，且经口进食的量能达到营养需求，所以，此阶段的管理重点要放在进食的量、速度及进食的姿势上。患者的营养计划应该根据患者吞咽能力选择浓度适宜的食物，具有明显的个体化特征。

　　健康加油站

　　划定患者营养管理属于哪个阶段需要由专业技术人员对患者进行吞咽功能评估和营养风险筛查。常用电视透视吞咽功能检查和纤维内镜吞咽功能检查评估患者的吞咽功能，用营养风险筛查 2002（NRS-2002）筛查有无营养风险。

（孟萍萍　黎　健）

5. 吞咽障碍者
如何**选择食品**

　　吞咽障碍者下咽食物时可出现食物在口腔、咽部残留导致呛咳至气管内，所以选择合适的食物显得尤为重要。容积 - 黏度吞咽测试是用于评估口咽期吞咽障碍者吞咽安全性、有效性的测试方法，可帮助判断吞咽障碍者适合进食哪种食物。

专家说

1. 食品总的配置原则 稀的变稠，硬的变软，食物密度均一，避免固液夹杂。

2. 食品要求 性状柔软，密度均匀，有适当的黏度，不易粘在黏膜上，通过口腔和咽部时容易变形，不易松散，同时还要兼顾食物的色、香、味及温度等。

3. 吞咽障碍食品分级 《吞咽障碍膳食营养管理中国专家共识（2019版）》将吞咽障碍食品分为6级，其中1~3级为液体食物，4~6级为固体食物。另外，在固体食物中增加吞咽训练专用食品。

1级（微稠型）：特点是可"吸"，适合仅存在饮水呛咳的患者。

2级（中稠型）：特点是可"喝"，适合治疗性经口进食患者。

3级（高稠型）：特点是可"吃"，适合咽部有一定收缩力量、进食呛咳明显的患者。

4级（细泥型）：添加凝固粉或增稠剂，经过搅拌机搅拌后的各种均质糊状食物，无须咀嚼，可直接咽下，适合具有一定食物输送能力的患者。

关键词

吞咽障碍 食品

5级（细馅型）：三分粥、五分粥及各种软食中加入凝固粉或增稠剂搅拌后制成的食品，适合可通过舌运送食物的患者。

6级（软食）：全粥、软饭及加入凝固粉或增稠剂搅拌后制成的硬度较高的食物，适合存在误吸风险的吞咽功能与咀嚼功能轻度下降的患者。

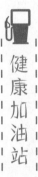

容积-黏度吞咽测试：观察患者进食3种稠度（1%、2%、3%）、3种容积（3毫升、5毫升、10毫升）食物时的反应，从而为患者选择合适的经口进食的食品。在测试过程中，要观察患者有无出现咳嗽、声音变化、血氧饱和度下降（≤5%）等吞咽安全性问题，以及食物外溢出口唇、口腔残留、分次吞咽和吞咽启动延迟等吞咽有效性问题。

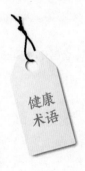

吞咽障碍食品： 指食品的性状、营养（或通过添加增稠剂、凝固剂等制作而成的）符合吞咽障碍人群经口进食要求的特殊食品。[《吞咽障碍膳食营养管理中国专家共识（2019版）》]

（孟萍萍　黎　健）

二

吞咽障碍
照护

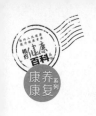

6. 吞咽障碍者发生**误吸**怎么办

　　吞咽障碍者在进食过程中出现咳嗽、憋气，发出哮鸣音，甚至不能说话、不能咳嗽、不能呼吸，手呈"V"字形抓住喉咙求救，伴随口唇发绀、面色青紫等症状时，可能是发生了误吸。误吸是指吞咽过程中食物进入声门以下呼吸道的过程。此时，应以最快的速度将气管内的异物排出。

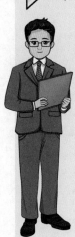

气道不完全梗阻

　　协助患者尽量咳嗽，用咳嗽的力量将气道内的食物冲出；咳嗽无力者，立即用吸引器吸出异物；如果没有吸引器，可用纱布包裹示指（食指）伸至咽喉，感知异物并将其清除。

气道完全梗阻

　　首选海姆利希手法，利用突然冲击腹部和膈肌下软组织的压力，使肺部残留空气形成一股向上的气流压力，胸腔内的气体在外界压力的作用下涌向气管，从而将气管内的异物排出。

　　1. 立位急救法　施救者站在患者身后，前腿弓步，放在患者两腿之间固定位置，同时身体前倾，双手从后环抱患者，冲击定位点可通过"剪刀、石头、布"记忆。剪刀：两根手指并拢，成闭合的剪刀状，放在患者脐上方；石头：握紧拳头，拳眼顶住脐上两横指的位置；布：另一手掌像布一样包裹住拳头，然后迅速向内向上用力连续冲击患者腹部，直至异物排出。

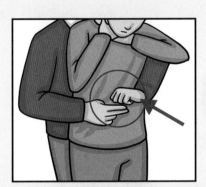
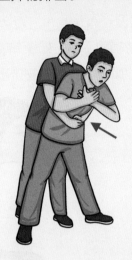

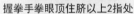
握拳手拳眼顶住脐以上2指处

2. 卧位急救法　若患者为肢体活动障碍无法站立者，协助患者仰卧位，头偏向一侧并后仰，操作者骑跨在患者两侧髋部或跪立于患者一侧，一只手掌根置于患者脐部上方两横指与腹部中线交叉点处，另一只手重叠于其上，两手掌根部重叠，两手合力，然后迅速向内向上用力连续冲击患者腹部，直至异物排出，并迅速检查口腔，用手协助患者将异物取出。

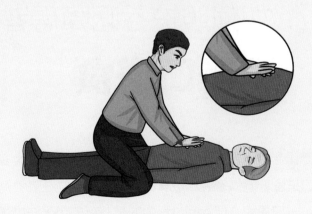

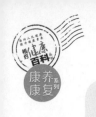

3. 自救式急救法 当周围无人施救时，可双脚分开与肩同宽，保持站位平衡，同时身体前倾、头部略低、嘴巴张开，采用"剪刀、石头、布"方法迅速向内向上用力连续冲击腹部，或者借助辅助工具，如腹部靠在椅背、桌子边缘等，利用物体压迫自己的腹部，直至异物排出。

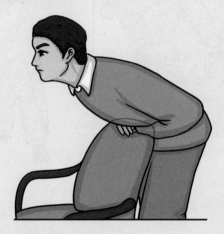

（孟萍萍 黎 健）

7. 如何照护吞咽障碍者

经口进食

吞咽障碍者在经过了一段时间的吞咽功能训练后，大多数可以逐步恢复经口进食。刚恢复经口进食的吞咽障碍者往往进食欲望强，进食速度快，一口量大，但吞咽过程中的某些环节仍无法协调好，所以极易造成误吸，导致吸入性肺炎或窒息等并发症。建议吞咽障碍者进行直接摄食训练。

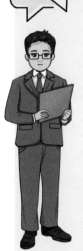

直接摄食训练是指采取相应的措施让患者直接经口进食，包括对进食环境的选择、食物选择及调配、餐具选择、一口量及食团在口中的位置、进食速度、进食体位及姿势调整等，并注意进食前后对进食者口咽的处置，做好观察和记录。

1. 进食环境　以安静、舒适为宜，照护者应提醒进食者注意力集中，进餐时不说笑。

2. 食物选择及调配　流体食物黏度适当，固态食物不易松散但易变形、密度均匀，部分刚恢复经口进食的患者需要使用食物增稠剂调配稀糊、浓糊食物以减少误吸，后期逐渐过渡到细泥、细馅等。饮水呛咳者饮水时也需要添加增稠剂，以避免呛咳或误吸。

3. 餐具选择　根据进食者的功能情况，尽量选用适宜、得心应手的餐具，包括长柄勺子、吸盘碗、缺口杯子及吸管等，有利于顺利完成进食。

4. 一口量　刚恢复经口进食的患者一口量从少量开始尝试，逐渐增加至正常。一般建议液体 1~5 毫升，果酱或布丁 5~7 毫升，浓稠泥状食物 3~5 毫升，肉团平均为 2 毫升。

5. 食团在口中的位置　进食时应该把食物放在进食者口腔里最能感觉食物的位置，一般为舌根后部或健侧颊部，适宜食物在口腔中保持及输送。

6. 进食速度 为减少误吸的危险，应在前一口食物完全咽干净后再进食下一口。

7. 进食体位及姿势调整 能坐起者尽量选择坐位进食；不能坐起者将床头摇高30°~60°，患侧肩部可用软枕垫起，头部稍前倾，双手可放于餐板上，头部控制能力差的患者需要采取措施给予头部良好的支撑，使进食变得容易。部分吞咽困难者可采取相应的头部代偿姿势，包括低头吞咽、转头吞咽、侧头吞咽、仰头吞咽。

8. 进食前后口咽处置 进食前后要对进食者口腔与咽部的分泌物及残留食物进行及时地清除，这是预防肺部感染的一项重要措施。

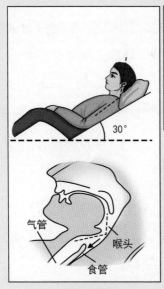

1. 卧位，床头摇高30°~60°

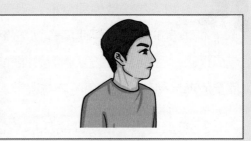

2. 向患侧转头

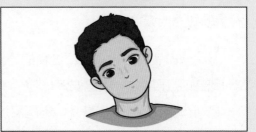

3. 向健侧屈头颈

（孟萍萍　黎　健）

8. 如何照护**鼻饲饮食**者进食

鼻饲饮食是指将导管经鼻腔插入胃内，从管内输注食物、水分和药物，以维持患者营养治疗。除了原发疾病，在应用过程中也可能会产生各种并发症，如误吸导致的肺炎、胃肠道反应等。因此，鼻饲饮食者照护应涵盖鼻饲前、鼻饲中及鼻饲后全过程。

关键词

鼻饲饮食 照护

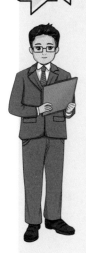

专家说

鼻饲饮食操作步骤

1. **在进行鼻饲之前检查胃管是否在胃内和有无胃潴留** 胃管位置确认方法：呼气时，将胃管末端置于盛水的治疗碗内，未见气泡逸出；将听诊器置于患者胃部，用空注射器快速向胃管内注入 10 毫升空气，能够听到气过水声；注射器连接胃管末端抽吸胃液时，有胃液被抽出。鼻饲前，用注射器回抽胃液，观察胃内容物的色、量和性质等，即可判断是否出现胃潴留。虽然没有强有力的证据证实当胃残余量少于多少时可以进行肠内营养，但是推荐胃残余量 <200 毫升时，方可考虑鼻饲，否则就要采取其他进食方式。

2. **鼻饲饮食中的照护** 鼻饲前先注入少量温开水，确定患者无不适反应后再行鼻饲，每次注入量不超过 240 毫升，匀速注入鼻饲液；输液泵泵入鼻饲速度从 20 毫升 / 小时开始逐渐增加到 120 毫升 / 小时。鼻饲液的温度控制在 38~40℃。夏季可对流质液进行

冷藏保存，防止鼻饲液变质，冬季可以在鼻饲管开口处用加热器设定 38℃进行保温。另外，长期卧床者鼻饲饮食时要将床头抬高 30°~60°。若在鼻饲过程中发生反流，应及时将患者的头偏向一侧，用吸引器吸尽患者口鼻内反流物，用注射器抽吸患者的胃内食物，防止进一步反流造成窒息或吸入性肺炎等。

3. 鼻饲饮食后的照护　鼻饲饮食后 30~60 分钟应该保持 30°~ 60° 卧位，避免不必要的翻身、拍背、吸痰，防止呕吐和反流。每次鼻饲后要用 20 毫升温开水冲洗鼻饲管，避免鼻饲管出现堵塞、管壁滞留食物残渣。鼻饲结束后应适当抬高并关闭鼻饲管末端，用清洁纱布包裹，妥善放置。为保证患者的营养供给在正常范围内，通常还需观察患者的大便次数、气味和性质，及时调整患者的膳食结构。

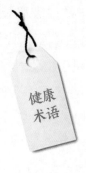

鼻饲术：是将导管经鼻腔插入胃肠道，从管内输注流质食物、水分和药物，以维持患者营养和治疗需要的技术，主要用于需要进行胃肠减压、疾病诊断、疾病评估、营养支持及给药的患者。

（孟萍萍　黎　健）

9. 如何进行**胃造口术者**家庭营养照护

长期留置鼻饲管可导致口水增多、声门水肿、食管及胃的入口松弛等并发症。目前，推荐无法经口进食、长期（≥4周）需鼻饲流质饮食的患者行胃造口术。胃造口术是在内镜引导下，经腹部皮肤穿刺放置胃造口管，经此直接给予胃肠营养支持，从而提高患者生活质量的一种手术。

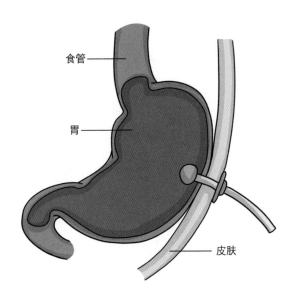

食管

胃

皮肤

胃造口术图示

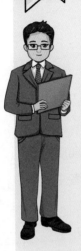

专家说

胃造口术者家庭营养照护

胃造口术者居家营养支持，应注意全面均衡，规律进餐，定时定量；喂食应少量多次，每天 4~6 次，每次 200~250 毫升，食物温度为 38~40℃，不宜过热或过冷；每次喂食前应当回抽，若回抽液超过 150 毫升，则应推迟喂食；喂药或喂食前后要用 50 毫升的温水冲管；冲管使用的注射器应 ≥ 30 毫升，防止因为压力过大造成造口管损坏，且喂食后患者要保持 30°~45° 半卧位 1 小时，促进胃排空，防止出现食物反流。

造瘘口及管路照护

1. 术后 1 周内每天对造口处皮肤进行消毒，消毒液可选用 2% 碘伏；每天更换敷料 1 次或 2 次，1 周后每周进行一次消毒、更换敷料；术后 7~10 天胃皮肤窦道形成后，可用清水及肥皂液进行清洁并擦拭干燥。

2. 检查外固定器的放置，通常与皮肤保持 0.5 厘米距离为宜，并每周对外固定器进行旋转。每周应松开外固定器，将管路轻插入胃内 2~3 厘米，然后轻拉回来，感到阻力时停止，以上操作每周至少进行 1 次，每日不可超过 1 次，可降低包埋综合征的风险。每周应对水囊内液体的容量和澄清度进行 1 次检查。行胃造口术后，患者衣服应宽松，防止压迫造口，为预防脱管，可戴腹带或穿造口管防护衣。造口管应根据护理情况每半年至 1 年更换 1 次，防止老化。当皮肤出现完整性受损、化脓、恶臭、疼痛等情况时，应及时前往医院就诊。

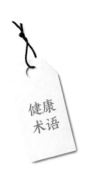

健康术语

包埋综合征： 即固定器植入综合征，是由于造口管内、外固定器间压力过大使得内固定器向外移行而嵌入到胃前臂或腹前臂，临床表现为加压时仍不能将液体注入造口管。管周存在分泌物和上腹部疼痛不适，是一种少见但严重的并发症。

（孟萍萍　黎　健）

10. 如何进行**肠造口术者**家庭营养照护

肠造口术是指在腹壁做切口，并将一段肠管拉出切口外，翻转缝于腹壁形成造口（俗称人工肛门），其作用是代替原来的会阴部肛门行使排便功能，多用于合并反流性食管炎或吸入性肺炎的吞咽障碍者。家庭营养照护除了针对饮食营养及生活习惯以外，还需要做好造口照护，指导患者学会更换造口袋、进行排便训练，关注患者的心理状态，必要时进行心理干预，排泄异常或数日未便者，应及时就医。

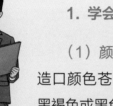专家说

患者行肠造口术后，其家庭照护需要注意以下几方面。

1. 学会判断什么样的造口属于正常

（1）颜色：正常造口为鲜红色，有光泽且湿润。造口颜色苍白提示贫血；暗红色或淡紫色提示缺血；黑褐色或黑色提示坏死。

（2）高度：造口理想高度为 1~2 厘米。造口过于平坦或回缩，易引起潮湿相关性皮肤损伤；突出或脱垂，会造成佩戴困难或造口黏膜出血等并发症。

（3）形状：造口可为圆形、椭圆形或不规则形。

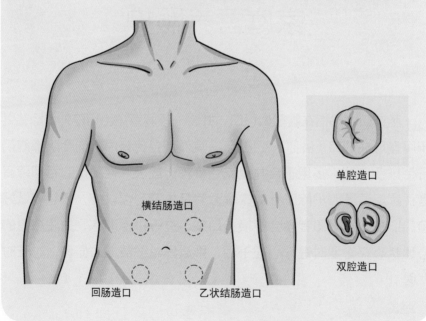

横结肠造口

单腔造口

双腔造口

回肠造口　　　　　乙状结肠造口

（4）造口周围皮肤：若出现皮肤红、肿、破溃、水疱、皮疹等情况，应立即前往医院就诊。

（5）排泄物：术后 48~72 小时开始排泄，回肠造口排泄物最初为黏稠、黄绿色的黏液或水样便，逐渐过渡到褐色、糊样便；结肠造口排泄物为褐色、糊状或软便。若排泄物含有血性液体或术后 5 天仍无排气、排便等，均为异常。

2. 给予人文关怀，必要时进行心理干预 关注患者的心理状态，用通俗易懂的语言向其宣讲造口相关知识，鼓励家属多关心患者，切勿故意嫌弃或疏远患者，让患者能感受到关怀。

3. 造口照护 注意观察造瘘口周围的皮肤，应定时清洁、保持干燥。每次排便结束后，用清水彻底冲洗造口周围皮肤，用氯化钠液棉球擦拭，减少皮炎发生风险。若造口周围发生感染，应立即涂抹适量的消炎护肤剂。

4. 更换造口袋 造口袋的选择应遵循两大原则——透明和防臭。更换造口袋时，让患者取坐位，待彻底清洁造口周围的皮肤后（注意不使用碱性清洁剂），用棉球由外向内将皮肤擦干，然后再行换袋操作。

5. 排便训练 采取自我灌肠法，培养患者定时排便的意识，术后每天 2 次，7 天后可改为每天 1 次。灌肠时，用温的 0.9% 氯化钠溶液（500~1 000 毫升）进行灌洗，并注意动作轻柔，避免肠穿孔。大便稀薄或数日未排便者，应及时前往医院就诊，严禁自行处理。

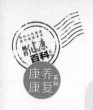

6. 生活指导 患者应按时作息，养成良好的生活习惯；少食粗纤维含量高的食物，不食生冷、坚硬的食物；饮食定时定量，可多食酸奶及新鲜蔬菜、水果，以防止便秘。

（孟萍萍　黎　健）

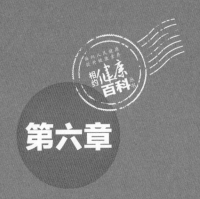

第六章

呼吸困难照护

呼吸困难
评估

1. 如何自我评估
呼吸困难程度

呼吸困难是一种常见症状，可以由多种原因引起，包括肺、心脏、神经系统疾病及代谢性疾病、心理因素等，也有一些呼吸困难是正常的，如跑步后呼吸会比较急促，甚至导致呼吸困难，但休息后会缓解。

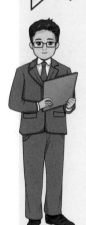

呼吸困难程度自我评估

1. 呼吸频率和深度 正常成年人的呼吸频率为每分钟 12~20 次，呼吸深度为每次吸气和呼气相等。如果您的呼吸频率和深度明显增加或减少，可能需要进一步检查。

2. 呼吸困难程度 轻度呼吸困难可能只表现为轻微的气促，而重度呼吸困难则影响睡眠、说话、饮水、走路等日常生活，甚至存在明显的濒死感。临床上常用改良的英国 MRC 呼吸困难分级量表（mMRC），将呼吸困难分为 0 级、Ⅰ 级、Ⅱ 级、Ⅲ级、Ⅳ 级，级别越高，患者呼吸困难的程度越重，说明患者病情越重。0 级，只有剧烈活动时才会出现呼吸困难；Ⅰ 级，在平地上快走或者爬坡时出现气短，呼吸困难；Ⅱ 级，因为气短，在行走时比同龄人要

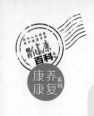

慢，或者在行走的过程中需要停下来休息；Ⅲ级，患者在平地行走 100 米时，需要停下来休息；Ⅳ级，患者因为严重的呼吸困难，很难离开屋子，或者穿脱衣服这样小小的日常动作都会导致呼吸困难。

3. 伴随症状 呼吸困难可能伴随其他症状，如胸痛、咳嗽、喉咙痛、发热等。这些症状可能有助于确定呼吸困难的原因。

4. 个人病史 如果有慢性肺部疾病、心脏病、哮喘等疾病史，可能会增加呼吸困难的风险。

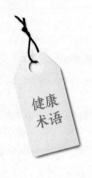

呼吸困难：是指患者主观感到空气不足、呼吸费力，客观上表现为呼吸运动用力，严重时可出现张口呼吸、鼻翼扇动、端坐呼吸，甚至发绀、辅助呼吸肌参与呼吸运动，并且可有呼吸频率、深度、节律的改变。

（吴 鸣 黎 健）

2. 如何评估自身是否**缺氧**

缺氧使身体组织或器官无法获得足够的氧气，导致细胞功能受损，严重者甚至死亡。缺氧可以由多种原因引起，如呼吸系统疾病、心脏疾病、贫血、高原反应等。如果存在吸烟或过度饮酒的情况，那么缺氧的风险也会相应增加。每个人都应该了解自己的健康状况、生活习惯和家族病史，并学会对缺氧进行自我评估。

由于居家环境和设备有限，居家时可以根据下列线索进行自我评估，初步判断自身是否缺氧，并在就医前做出一定的简单应对。

缺氧的自我评估

1. 症状表现　缺氧的常见症状包括呼吸急促、气喘、胸闷、心悸、头晕、乏力、失去平衡感、面色苍白等。

2. 活动水平　如果你的活动水平较高，如长时间进行剧烈运动或在高海拔地区活动，那么你可能更容易出现缺氧症状。

3. 环境因素　如果你的生活或工作环境空气污染严重，或者你长时间处于封闭、通风不良的环境中，也可能导致缺氧。

4. 血氧饱和度　可在家中使用脉搏血氧仪（指夹式血氧仪）进行监测，人体正常的血氧饱和度应为95%~100%，如果血氧饱和度低于95%，可能存在缺氧的情况。使用脉搏血氧仪进行监测，可以及时发现缺氧问题。需要提醒的是，脉搏血氧仪也有其局限性，某些情况下，如指甲油过厚、血液循环不良等，可能会影响脉搏血氧仪的测量结果。

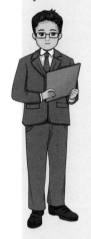

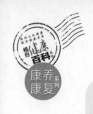

如何应对缺氧

　　当你感到呼吸困难或头晕时，应该尽量保持冷静，尝试深呼吸或做一些放松的活动，并尽快寻求医疗帮助。日常生活中，需改变不健康的生活习惯（如吸烟）。心脏疾病或呼吸系统疾病患者应定期进行体检，并按照医师的建议进行治疗。此外，可以通过改善饮食和增加运动来提高身体的氧气摄取能力。

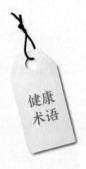

　　缺氧：是指氧的供给不能满足机体代谢需要，或由于氧化过程障碍，机体不能正常地利用氧的病理状态。缺氧使机体发生代谢、功能和形态结构等方面的变化。

（吴　鸣　黎　健）

3. 为什么**咳嗽**不可忽视
也不容轻视

　　咳嗽是临床上常见的症状，可以由很多因素引起，如炎症、痰液、异物、有毒气体、气味、化学物质、支气管肿瘤及支气管腔外压力等均可诱发咳嗽。咳嗽会引起支气管痉挛，也可能是哮喘的唯一症状，有时会发展成慢性顽固性咳嗽。因此，咳嗽不可忽视也不容轻视，了解咳嗽并对其进行评估非常重要。

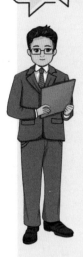

长期持续性咳嗽应加以重视

长期咳嗽者，即便多数时候以咳嗽为主要或唯一症状，且X线检查无明显异常，也不可忽视。持续时间在3周以内的咳嗽多是普通感冒或急性气管-支气管炎所致（或为环境因素所致）的急性咳嗽。持续时间在3~8周的咳嗽多为感染后亚急性咳嗽。慢性咳嗽通常持续8周以上，如肺炎、肺结核、支气管肺癌等导致的咳嗽。多数慢性咳嗽可以根据病史确诊。

咳嗽评估记录应该注意什么

1. 记录咳嗽发作的时间及原因。如果晚上咳嗽，那么很有可能与心力衰竭及食管病变有关；清晨咳嗽，则可能是上气道咳嗽综合征；吃饭时咳嗽，则可能是食管疾病；咳嗽时伴有深呼吸，则可能是哮喘或间质性肺疾病。家中或工作中的过敏性烟雾和刺激性烟雾也可能引起咳嗽。此外，许多药物，如治疗高血压、偏头痛、心血管疾病或青光眼的β受体阻滞剂也可能导致咳嗽。

2. 咳嗽可以根据是否有咳痰，分为干性咳嗽和湿性咳嗽。干性咳嗽每天痰量≤10毫升/小时，通常是由上呼吸道黏膜持续被刺激引起的，可能是一些间质

咳嗽　呼吸道感染　自我评估

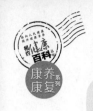

性肺疾病的首发症状，多见于急性或慢性咽喉炎、喉癌、急性支气管炎初期、气管受压、支气管异物、支气管肿瘤、胸膜疾病、原发性肺动脉高压及二尖瓣狭窄等，应引起足够的重视。湿性咳嗽每天痰量 >10 毫升 / 小时，常见于慢性支气管炎、支气管扩张、肺炎、肺脓肿和空洞性肺结核等。一般情况下，有利于清除气道中痰及其他异物的咳嗽不应该被抑制。

3. 记录咳嗽的伴随症状，症状不同，其病因也可能不同。①咳嗽声音嘶哑：多为声带炎症或肿瘤压迫喉返神经所致；②鸡鸣样咳嗽：表现为连续阵发性剧咳伴有高调吸气回声，多见于百日咳及会厌部、喉部疾病或气管受压；③金属音咳嗽：常因纵隔肿瘤、主动脉瘤或支气管癌直接压迫气管所致。

健康加油站

咳嗽是机体重要的反射性防御动作，有助于清除呼吸道分泌物及气道内异物，当呼吸道黏膜发生炎症，或者受到异物、刺激性气体等刺激时，均可引起气道分泌物增加，通过咳嗽可将分泌物排出体外。尽可能避免不必要的主观刻意清喉动作与寻求缓解咽痒的咳嗽行为。当出现痰液很干、不易咳出的情况时，可在家中使用空气加湿器，拍背促进痰液排出；家有老人或卧床患者，有痰咳不出甚至窒息风险的，可备家用吸痰机。

（吴 鸣 黎 健）

4. 如何自我评估
日常生活能力

日常生活能力是指一个人在日常生活中独立完成各种基本活动的能力，包括个人卫生、饮食、穿衣、行走、上下楼梯、购物、做饭、清洁等。这些活动是维持正常生活所必需的，对于一个人的生活质量和独立性非常重要。

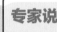

如何自我评估日常生活能力

1. 列出您需要完成的任务清单，如购物、做饭、清洁等。

2. 对每个任务进行评估，看看您是否能够独立完成，或者是否需要帮助。

3. 如果您需要帮助，请考虑寻求家人、朋友或专业人士的支持。

4. 如果您发现自己在某些方面有困难，可以考虑接受培训或寻求康复治疗。

5. 定期检查您的进展，并根据需要进行调整。

6. 使用日常生活能力评估量表来评估您的日常生活能力，如改良巴氏日常生活能力量表、功能独立性测量量表等。这些量表可以帮助您更全面地了解自己的日常生活能力水平。

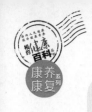

日常生活能力自我评估注意事项

在进行日常生活能力居家评估时，要根据自身情况选择适合自己的评估方式和强度，避免过度锻炼导致身体不适。同时，如果发现自身存在某些问题，应及时就医并接受医师的治疗建议。

以改良巴氏日常生活能力量表为例：该量表评分内容共 10 项基本生活技能，满分 100 分，其中转移和步行活动各 15 分，修饰、洗澡各 5 分，其他 6 项（包括吃饭、用厕、控制大便、控制小便、穿衣、上楼梯）各 10 分，将各项得分相加，根据总分确认自理能力等级。

改良巴氏日常生活能力量表

项目	评分标准	评分
1. 控制大便	0= 失禁或昏迷 5= 偶尔失禁(每周 <1 次) 10= 能控制	
2. 控制小便	0= 失禁或昏迷或需由他人导尿 5= 偶尔失禁(每 24 小时 <1 次, 每周 >1 次) 10= 能控制	
3. 修饰	0= 需帮助 5= 独立洗脸、梳头、刷牙、剃须	
4. 用厕	0= 依赖别人 5= 需部分帮助 10= 自理	
5. 吃饭	0= 依赖别人 5= 需部分帮助(加饭、盛饭、切面包) 10= 全面自理	
6. 转移(床⇆椅)	0= 完全依赖别人,不能坐 5= 需要大量帮助(2 人)能坐 10= 需要少量帮助(1 人)或指导 15= 自理	

项目	评分标准	评分
7. 活动(步行)(在病房及其周围,不包括走路)	0= 不能步行 5= 在轮椅上独立行动 10= 需 1 人帮助步行(体力或言语指导) 15= 独立步行(可用辅助器)	
8. 穿衣	0= 依赖 5= 需一般帮助 10= 自理(系、开纽扣,关、开拉锁和穿鞋)	
9. 上楼梯(上下一段楼梯,用手扶也算独立)	0= 不能 5= 需帮助(体力或言语指导) 10= 自理	
10. 洗澡	0= 依赖 5= 自理	

依据改良巴氏日常生活能力量表,自理能力可分为以下四个等级。

总分≤40分,自理能力为重度依赖,需要照护程度为全部需要他人照护。

总分为41~60分,自理能力为中度依赖,需要照护程度为大部分需要他人照护。

总分为61~99分,自理能力为轻度依赖,需要照护程度为少部分需要他人照护。

总分为100分,自理能力为无须依赖,需要照护程度为无须他人照护。

(吴 鸣 黎 健)

5. 如何进行
健康相关生活质量评估

生活质量,简而言之就是指个体对生活的满意程度。健康相关生活质量评估可以较好地衡量个人或群体在健康方面的满意度和生活质

量，通常包括以下三方面内容。①健康状况：包括生理功能、心理能力和社会功能的健康状态；②主观满意度：与个体的经济、文化背景和价值取向相关的满意度评价，包括工作、家庭、社交等方面；③影响因素：受伤病、医疗干预及社会环境改变等因素影响。定期进行健康相关生活质量自我评估可以帮助个体监测自己健康状况的变化情况，发现潜在的健康问题，并采取相应的措施，及时调整生活方式和健康管理计划。

人体健康评估和监测的基本指标

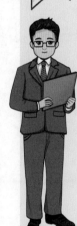

1. 体温 正常体温范围为 36~37℃。

2. 血压 成年人的正常血压为收缩压 <120mmHg 和舒张压 <80mmHg，高血压和低血压都可能引发严重的健康问题。

3. 心率 成年人在正常安静状态下心率为每分钟 60~100 次。心率过快或过慢提示心脏受到压力或受某种心脏疾病的影响。

4. 呼吸频率 成年人在静息状态下的呼吸频率通常为每分钟 12~20 次。呼吸频率异常可能是呼吸系统疾病的征兆。

5. 身高和体重 身高和体重是评估体型和健康状况的重要指标。根据身高和体质量指数（BMI）可以大体判断是否存在超重或肥胖。

6. 血液相关指标　血液检查可以提供有关血红蛋白、红细胞、白细胞、血小板、肝功能、肾功能、血糖水平、血脂水平等健康信息。

7. 肺活量　是衡量肺功能的指标之一，正常值因性别、年龄和身高不同而有所变化。肺活量低表明可能存在呼吸道问题。

8. 骨密度　是评估骨质健康的指标，也常常用于骨质疏松的筛查。骨密度较低可能增加骨折的风险。

9. 二便相关指标　包括大、小便的频次、性状。

10. 影像学及腔镜、介入检查　通过影像学及腔镜、介入检查评估心、肺、脑、肝、胆、胰、脾、胃肠、血管功能，常需定期监测和评估。

11. 心理健康　评估个人的情绪状态、压力水平、睡眠质量等心理指标，以及是否有焦虑、抑郁等心理问题。

12. 生活习惯　评估个人的饮食习惯、运动习惯、吸烟和饮酒等生活习惯，以及是否有足够的休息和放松时间。

13. 社会功能　评估个人的社交活动频率、人际关系质量等社交指标，以及是否有孤独感或社交障碍。

（吴　鸣　黎　健）

二

呼吸困难
康复辅助
及照护

6. **呼吸困难**者如何居家康复

呼吸可因体位改变、情绪状态、疾病甚至身着紧身衣而有所变化，即呼吸存在很多变化的模式。一般建议在康复评估的基础上注意调整呼吸模式，留意什么时候呼吸发生变化，学会更好地控制或减轻呼吸困难。

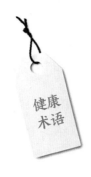

呼吸困难：主观上感到换气不足、呼吸费力的现象。客观表现为呼吸运动用力，重者鼻翼扇动、张口耸肩，呼吸辅助肌也参与活动，或伴有呼吸频率、深度与节律的异常。简单地讲，突然有上不来气的感觉，或是出现空气缺乏或呼吸费力的情况就是呼吸困难。心肺疾病患者、肥胖或体适能不佳的人群呼吸困难较为常见。

专家说

什么是呼吸模式

呼吸模式包括腹式呼吸、胸式呼吸及口呼吸。成人的呼吸模式一般以腹式呼吸为主，吸气时，膈肌收缩，胸腔容积增大，腹腔容积减小，腹壁向外拱，呼气时则相反，腹壁变紧、回缩，并不是单纯吸气时腹部隆起，呼气时腹部下陷。反常的呼吸模式最为常见的如吸气时腹部内陷，呼气时外凸，有一定的危害性，呼吸的效率会下降。

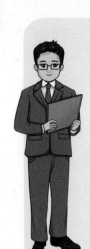

留意什么时候呼吸发生了变化

通常，人们在爬楼梯或登山等剧烈运动时会有呼吸费力、气短的表现；压力大、紧张、焦虑者心情低落，也会更留意自己的呼吸状况；身体不适时，如慢性阻塞性肺疾病患者会比正常人呼吸更费力。居家康养康复期间应留意并记录这些变化。

如何更好地控制或减轻呼吸困难

1. 正确使用药物。心肺疾病患者应定期体检，听取医师的建议和安排。另外，科学的自我管理非常必要。

2. 放松呼吸。在咳嗽或运动后可进行放松呼吸，以缓慢呼气且不费力为宜，呼气时，肩部及颈部肌肉放松。练习时，可尝试将一只手放于胸部，另一只手放于腹部（与脐平）。深吸气时，置于腹部的手被抬起；呼气时，置于腹部的手自然回落。一般呼气时间可达吸气时间两倍左右。缩唇呼吸（嘴聚拢，就像吹口哨或亲吻状）使气体从窄小的出口呼出，可以有效延长呼气时间。

3. 保持良好的姿势。身体越弯曲，对肺和腹部的挤压越大，呼吸就变得越困难。

4. 放慢节奏，控制步速，形成与呼吸较易维持的协调模式。如一步一呼吸循环或几步一呼吸循环，通常能够走得更远。

5. 避免餐后剧烈运动。

（吴 鸣 黎 健）

7. 为什么**呼吸**也要进行**有效训练**

长期卧床患者或老年人的肺功能常常会减退，进而导致全身各器官氧利用率降低。建议在呼吸模式科学评估的基础上，通过有效呼吸功能锻炼，加强膈肌运动，提高通气量，改善呼吸功能，减轻呼吸困难，增加活动耐力。

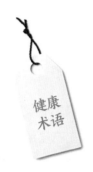

健康术语

呼吸训练： 保证呼吸道通畅、提高呼吸肌功能、促进排痰和痰液引流、改善肺和支气管组织血液代谢、加强气体交换效率的锻炼方法。

专家说

居家可以进行哪些呼吸训练

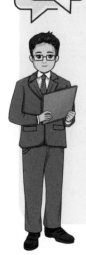

1. 腹式呼吸 取坐位或卧位，全身放松，一手放在胸前，一手放在肚脐上方。紧闭嘴唇，用鼻慢慢深吸气同时腹部凸起，心里默数 1、2、3，屏气 1 秒。呼气时，缩唇如吹口哨状，缓慢吐气同时腹部收紧，心里默数 1、2、3、4、5、6。重复吸气、吐气动作直至练习完成。每次重复 8~10 次，每天 2~4 次。

呼吸训练　腹式呼吸　缩唇呼吸训练

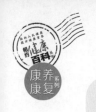

2. 缩唇呼吸训练　取坐位或卧位，身体放松。紧闭嘴唇，用鼻慢慢深吸气 2~3 秒，屏气 1 秒。缩唇如口哨状，缓慢吐气 4~6 秒。重复吸气、吐气动作直至练习完成。每次 10~20 分钟，每日 2 次，可根据情况增加练习次数。

3. 吹气球法　手拿气球，慢慢深吸一口气至不能再吸，屏气 2~3 秒后对着气球口慢慢吹气，直到吹不动为止，如此反复。每次 15~20 分钟，每天 3 次或 4 次。

4. 爬楼训练方法　正确姿势是腰微向前倾，腿脚稍抬高，两臂自然左右摆动，不抓扶手，节奏均匀、有力地用左、右脚攀登每一个台阶。爬楼梯时，以慢速、中等强度为宜，以不感到吃力为好；可爬停相间，每爬 1~2 层，可在楼梯转弯的平台上稍停片刻，逐渐增加运动强度，爬楼时速度不宜过快，注意量力而行。每次 20~40 分钟，每天 2 次，坚持 3~7 天。

呼吸训练中需要注意什么

呼吸训练需因人而异，不能够按照统一的标准来规定。要结合自身的实际情况，以及肺部功能状态、年龄等，根据居家康复计划循序渐进地练习，若出现头晕、视物模糊等症状，要及时停止训练，并且修改训练计划。

（吴　鸣　黎　健）

8. 如何进行有效的**咳嗽训练**

咳嗽是呼吸道感染的常见症状之一，但咳嗽本身并不是一种疾病，是身体对疾病发出的一种信号和反应。反复咳嗽很少直接导致疾病，适度咳嗽更是身体减少病原体或异物吸入的一种防御机制，能够帮助患者清除呼吸道中的痰液，预防呼吸道感染和改善呼吸功能，减轻呼吸困难。有效的咳嗽训练是一种通过刺激咳嗽反射，促进痰液排出的康复训练，包括深呼吸、用力咳嗽和放松呼吸等步骤，可减少无效咳嗽的发生，促进肺部健康，减少因呼吸道问题而影响日常生活的情况，提高患者生活质量。

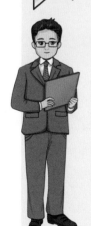

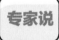 **有效咳嗽训练的步骤**

1. 坐直或站立，保持身体稳定。

2. 深吸一口气，使肺部充满空气。

3. 用力咳嗽，将空气快速从肺部排出。

4. 重复以上步骤，直至将痰液排出。

5. 如果需要，可以喝一些水来帮助稀释痰液。

需要注意的是，在进行有效咳嗽时，要避免过度用力，以免引起胸部不适或其他问题。如果咳嗽持续时间较长或伴随其他症状，应及时就医并接受医师的治疗建议。

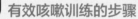

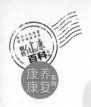

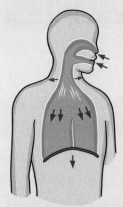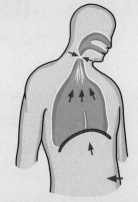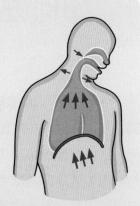

第1步 深吸气　　　第2~4步 闭气、关闭声门、增加胸内压　　　第5步 声门开放

有效咳嗽训练的适应证

慢性阻塞性肺疾病（COPD）患者常常有痰液积聚的问题，有效咳嗽可以帮助清除呼吸道中的痰液，减轻呼吸困难和感染等问题。有效咳嗽训练还常用于支气管扩张症、肺炎患者。此外，在术后康复、术前预康复阶段，有效咳嗽训练也是其中的重要环节。

有效咳嗽训练的禁忌证

有效咳嗽训练的禁忌证通常包括可能因为有效咳嗽而加重症状、加重病情、加重疼痛或导致出血的严重的肺部疾病（如肺结核、肺癌等）、心血管疾病（如心肌梗死、心力衰竭）、胸部创伤（如肋骨骨折、胸腔积液等），以及严重的呕吐（如晕车、孕妇晨吐等）。

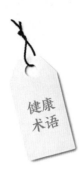

干咳： 这种咳嗽没有产生痰液，可由呼吸道感染、过敏或其他刺激物引起。

湿咳： 这种咳嗽产生痰液，可由呼吸道感染、慢性支气管炎、肺炎或其他肺部疾病引起。

（吴 鸣 黎 健）

9. 如何进行**自主引流训练**

自主引流是一种通过自我操作，促进肺部痰液排出的康复训练。这种训练可以帮助患者清除肺部痰液，预防呼吸道感染和改善呼吸功能。肺部痰液自主引流包括深呼吸、咳嗽和胸廓振动等方法，旨在刺激肺部痰液的排出。

自主引流训练步骤

1. 训练时机　最好在早晨起床后或饭前进行训练，避免在饭后或睡前进行训练。

2. 辅助工具　可以使用一些简单的训练辅助工具，如按摩球、按摩棒等。

3. 深呼吸 坐直或站立，深吸一口气，使肺部充满空气。

4. 咳嗽 用力咳嗽，将空气从肺部排出。注意避免无效咳嗽。

5. 胸廓振动 在所涉及的肺段处，用手掌对胸壁施加压力（或使用按摩球等辅助工具，可用袜子套住按摩球以增加摩擦力），施加压力时上肢持续共同收缩传递振动力。振动和叩击不同，应遵循胸壁运动，用力应较为柔和，在呼吸的呼气阶段使用，从吸气末开始到呼气末结束，也可使用机械振动替代，耐受性也较弹振和叩击更好，术后患者更易承受。

6. 持续训练 每天可进行多次痰液引流训练，每次持续10~15分钟，坚持一段时间后可以看到效果。

自主引流训练的优缺点

自主引流本身通常不需要额外的专用设备，但需要练习者能够进行规律的练习，因此非常适合青少年或希望独立锻炼的成年人，但不适合幼儿或没有动力、不配合的患者。此外，自主引流训练也非常适合胃食管反流患者与气道高反应性患者。在自主引流练习的初期，通常需要强化练习者的触觉和听觉反馈，集中注意力注意气流流速和容积，并抑制咳嗽，不断调整、改进技巧，直至分泌物完全清除。随着肺功能恢复，还需要周期性进行重新评定并改进技术。

（吴　鸣　黎　健）

10. 为什么要做
主动循环呼吸训练

主动循环呼吸技术（active cycle of breathing techniques, ACBT）是用来清除气道分泌物的一项适用面广、接受度高、可用性强的技术。ACBT 通过灵活运用呼吸控制、胸廓扩张运动和用力呼气技术三个通气阶段的反复循环训练（如下图所示，方案 A 和方案 B），帮助使用者有效清除支气管分泌物，改善肺功能，同时也能避免胸部叩击所致的氧饱和度降低，使患者更好地呼吸，适用于哮喘，胸、腹部术后，肺囊性纤维化、慢性支气管炎、慢性阻塞性肺疾病患者等。

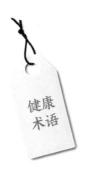

健康术语

潮式呼吸： 是一种呼吸由浅慢逐渐加深加快，然后又逐渐变浅变慢，随之呼吸暂停一段时间后，又出现如上变化的周期性呼吸，类似潮水涨落，故称为潮式呼吸。

腹式呼吸： 以横膈运动为主，吸气时上腹部隆起较明显的一种呼吸运动，是健康人（特别是成年男性和儿童）的主要呼吸形式。

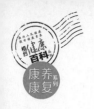
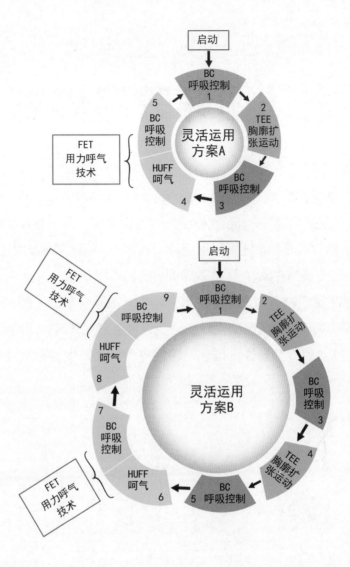

专家说

ACBT 技术中的呼吸控制是指放松上胸部和肩部，同时进行轻柔的潮式呼吸；胸廓扩张阶段，为侧重深吸气的深呼吸运动；用力呼气技术常包括一个或两个呵气，像把窗户吹起雾或呼气清洁眼镜一样。通常可根据需要进行有序、灵活的组合。

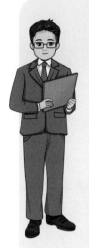

1. 呼吸控制（breathing control，BC） 常取坐位或平卧位，按日常习惯（呼吸的速度和深度不变）进行潮式呼吸，并放松肩膀、颈部和两臂，卧位时可双膝屈起使腹肌放松；可将一只手放于胸骨柄上感知并适当限制胸部运动，另一只手放在脐部以感觉腹部起伏。鼻吸口呼，吸气时胸部不动，腹部鼓起，吸气后屏住呼吸1~2秒，然后缓慢呼气，腹部随之自然内陷，尽量将气呼出。它能使肺部和胸壁回复至其静息位置。

2. 胸廓扩张运动（thoracic expansion exercises，TEE） 常取坐位或稍前倾坐位，一般连续做3次或4次深呼吸，在深吸气后屏气3~5秒，有助于肺组织重新扩张，减少肺组织塌陷，然后被动呼气。同时，患者可自主或由护理人员辅以叩击或振动，帮助松动支气管分泌物，使之便于移除和清理。

3. 用力呼气技术（forced expiration technique，FET） 先做1次或2次中等量的呵气动作来松动周边气道的分泌物，接着进行呼吸控制，再进行1次高容量的呵气，清除近端气道较大的分泌物，直至连续2次循环中等吸气量的呵气干燥且无痰液为止。

（马　明　黎　健）

11. 如何利用**重力**做**痰液引流**

当人们因身体虚弱、高度疲劳或慢性阻塞性肺疾病、急性肺脓肿、支气管扩张及急性呼吸道感染等问题出现肺内分泌物增多，不易咳出时，多数情况下可利用"水往低处流"的原理，通过体位调整，促进痰液在重力作用下顺体位引流咳出，即体位引流技术（postural drainage therapy，PDT）。

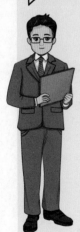

专家说

PDT 主要包括体位摆放、体位引流及胸廓外手法三个环节。

体位摆放

一般情况下，单侧肺疾病患者建议采用健侧卧位，双侧肺疾病患者建议采用右侧卧位。腹部游离的俯卧位比腹部活动受限的俯卧位更好。仰卧位多用于某些重症患者。

体位引流

体位引流前需判断痰液的量、性质，在实施过程中需注意生命体征、引流时机等。居家者需在其他人陪同下进行，根据需求正确摆放引流体位。

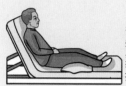
部位:两肺上叶的尖段。
具体操作:膝下垫软枕,床头摇高接近直立位。

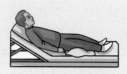
部位:左肺上叶。
具体操作:仰卧位,膝下垫软枕,床头抬高约30°。

部位:左肺上叶的后段。
具体操作:前倾坐位或床头抬高30°左右,俯卧位向左侧旋转45°,屈髋屈膝,枕头垫在左膝下方。

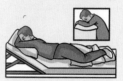

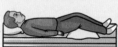
部位:右肺上叶的前段。
具体操作:仰卧位,髋关节外旋,双膝下垫软枕。

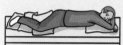
部位:右肺上叶的后段。
具体操作:俯卧位,患者身体向右旋转45°,枕头垫在右膝下方。

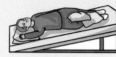
部位:左肺上叶的舌段。
具体操作:仰卧位,向右转体45°,床尾抬高约40°,头低足高位,两腿间垫枕头。

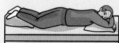
部位:双肺下叶的上段。
具体操作:俯卧位,双侧小腿下方垫枕,床头放平。

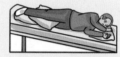
部位:右肺中叶。
具体操作:仰卧位,向左转体45°,床尾抬高约40°,头低足高位,大腿下垫枕头。

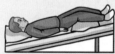
部位:双肺下叶。
具体操作:仰卧位,床尾抬高40°,头低足高位,膝关节下方垫枕。

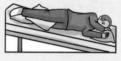
部位:右肺后基底部。
具体操作:左侧卧位,床尾抬高40°,头低足高位,两膝间垫枕头。

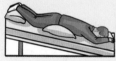
部位:双肺下叶后段。
具体操作:俯卧位,床尾抬高约40°,头低足高位,髋部和小腿下方垫枕。

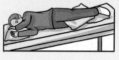
部位:左肺下叶外侧段。
具体操作:右侧卧位,床尾抬高约40°,头低足高位,两膝间垫枕头。

胸廓外手法

1. 叩击和振动 双手掌心空虚,呈杯状,运用腕部力量在引流部位的胸壁上双手交替叩击(80~100次/分钟),每一部位叩击2~5分钟,遵循从下到上、由外向内的顺序进行;叩击后手按住胸壁加压,照护者整个上肢用力,嘱被引流者深呼吸,在深吸气时做振动,连续做3~5次,再做叩击,如此重复2次或

3次，再嘱被引流者咳嗽以排痰。

2. 摇动　也被称为"肋骨弹跳"，照护者双手拇指互扣，张开的手直接作用于被引流者皮肤上，手指包裹住胸壁，并指导其进行深呼吸。在吸气末，照护者用约每秒2次、有节律地弹动按压胸壁，直到呼气结束。在气流被呼出的同时手随着胸部的活动施压。振动和摇动只在呼吸的呼气阶段使用，从吸气末开始到呼气末结束。

（马　明　黎　健）

12. 如何进行**有氧训练**

有氧运动是很好的心肺锻炼方式，主要用于心肺疾病患者、代谢性疾病患者和各类伴有全身运动能力减退者。建议患者选择自身易于接受和完成的运动方式，如快走、慢跑、骑自行车、手摇车、游泳、有氧舞蹈、瑜伽、韵律操、太极拳、八段锦等。

专家说　了解自身状态，确定训练目标，注意训练安全

以提高心肺功能和预防疾病为目的的有氧训练，一般遵循因人而异、持之以恒、运动强度由小变大、运动

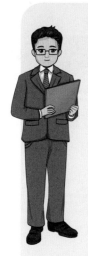

时间由短变长、动作由简变繁、逐渐适应的原则。运动前要确保进行充分的准备和整理活动，防止发生运动损伤和心血管意外。运动中要注意心血管反应，如果出现胸闷、胸痛、呼吸困难、眩晕、视物模糊等症状和体征，应立即中止运动。饭前、饭后 1 小时内不要进行高等强度运动。热水浴宜运动后 30 分钟进行。

制定运动处方

运动处方包括运动方式、运动强度、运动时间和运动频率等。体弱者或心肺功能下降者缓慢步行即可起到良好的效果，快速行走可达到相当高的训练强度。平时不运动者，从慢走（1~2 千米 / 小时）、散步（3 千米 / 小时）、骑自行车等轻度有氧训练开始，持续 4~6 周后，在保持强度不变的情况下，可延长运动时间。如已有运动习惯者，希望提高运动强度，建议每周进行 3~5 次、每次 30~60 分钟、感觉稍微有点儿累的有氧训练（心率为最大心率的 60%~80%），如跳健美操、游泳、慢跑和徒步等。高血压和血脂异常等疾病患者，应在医师指导下，以短时间的轻度运动开始为宜。中、快节奏的交谊舞（中、快三步或四步等）、韵律健身操等趣味性好，容易接受并坚持，且活动强度可以达到 3~5 代谢当量，但由于情绪因素较明显，所以运动强度有时难以控制，心血管疾病患者选择该类运动时必须加强监护。所有有氧运动频率若少于每周 3 次则效果不佳。4~8 周为基本疗程，但最好长期坚持。

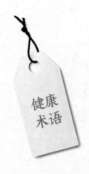

健康加油站

有氧运动禁忌证：包括各种疾病急性发作期或进展期，心血管功能不稳定，急性肺动脉栓塞或梗死，肢体功能障碍而不能完成预定运动强度和运动量，不合作或不能理解运动，精神疾病发作期间或存在严重神经症。

健康术语

最大心率：是指心脏在最大负荷下的心跳数，可用"220-（自己的年龄）"进行计算。借助可测量心率的智能手表等，也可以判断该项运动是否适合自己。

（马 明 黎 健）

13. 如何进行**抗阻力量训练**

日常生活中常利用杠铃、哑铃、壶铃、弹力带、战绳、悬吊绳和气动力量设备等器械进行负重抗阻训练，可以起到有效预防肌肉流失、提升基础代谢值、增强骨密度、促进心血管健康、改善血糖调节能力等作用。通过上、下肢及全身的力量训练，使全身肌力增强，呼吸及心血管功能得到改善，人们的肌力和运动耐力得到提高。

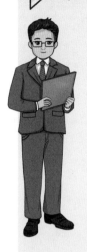

呼吸系统疾病患者运动训练建议

参数	下肢运动	上肢运动 （有支撑）	上肢运动 （无支撑）
模式	走路、脚踏车、步行机	手摇车	举沙包
频率	每周 3~4 天	每周 3~4 天	每周 3~4 天
强度	50%~60% 最大摄氧量	60% 上肢最大运动量	从 0.75 千克开始
时间	20~30 分钟	20~30 分钟	运动 2 分钟、休息 2 分钟，共 8 组
进展	每 1~2 周可增加运动量，至少训练 4 周，平均训练 8 周	每 1~2 周可增加运动量，平均训练 8 周	每 1~2 周可增加 0.25 千克，平均训练 8 周

关键词

抗阻训练 肌肉力量

合适的上、下肢训练方法

1. 上肢训练 提高训练者上肢的力量和耐力，有助于锻炼辅助呼吸肌的肌力，从而减轻膈肌的负担，缓解气促，改善代谢情况。上肢训练可以选择的训练方法如扔球、举重物、折臂力棒、练拉力绳（弹力带）等。

2. 下肢训练 下肢力量训练也有助于改善呼吸困难程度，对抗骨骼肌萎缩与功能障碍，使骨骼肌摄入氧气增加，改善肌肉功能。由于摄入氧气增加导致能量消耗利用率提高，"牵一发而动全身"，使得呼吸肌功能及运动能力得以改善。下肢训练可以选择的训练方法如跳绳、爬楼梯、平板运动、深蹲、高抬腿等。

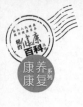

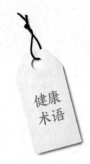健康术语

最大摄氧量： 在进行恒定功率运动时，尽管功率水平增加，但每分钟摄氧量增加不足150毫升或2毫升/（千克·分钟）时，该摄氧量值被称为最大摄氧量值。

最大运动量： 1次全关节活动度运动过程中所抵抗的最大阻力值称为该被测者该关节运动的最大负荷量。

（马　明　黎　健）

14. 如何进行**吸气肌训练**

呼吸肌与身体其他部位骨骼肌相同，可通过持续、规范的训练获得功能改善，基本原则包括超负荷、特异性和可逆性，通过改善最大吸气压和最大呼气压，增加呼吸肌群的力量与耐力。由于吸气肌训练较容易通过低等强度重复运动实现，因此临床中多以吸气肌训练为主。

	吸气肌群	呼气肌群
平静呼吸	膈肌 肋间外肌 肋间内肌前部	胸廓自身弹性 肺自身弹性回缩力 肋间内肌

	吸气肌群	呼气肌群
用力呼吸	斜方肌 斜角肌 胸锁乳突肌 胸大肌 胸小肌 腰方肌 肋提肌 肩胛提肌	肋间内肌中后部 腹直肌 腹内、外斜肌 腹横肌

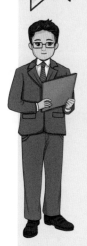

阈值负荷训练法

通常包括以任务为导向的吸气肌独立训练及与呼气肌的联合训练。吸气肌训练频率为每周至少 3 次，每次 20~30 分钟，至少持续 4 周。训练强度应在训练者能接受的范围内，若感到疲劳，则应适当减轻训练强度。在使用阈值负荷训练装置时，训练起始强度多为 30%~50% 最大吸气压，训练设置单向阀门，负荷恒定，在吸气开始时阀门关闭，患者用力吸气直至产生足够的压力打开阀门使气流进入。每周训练 5~7 天，每天约 30 分钟，持续 7 周，并根据实际情况调整。

自主过度通气法

在训练时，一般需要按每分钟最大通气量的 50%~60% 进行 15~30 分钟训练。自主过度通气法能够增强患者吸气肌的肌力和肌耐力，降低呼吸系统并发症发生率。但此方法容易产生低碳酸血症，

需要医务人员监督指导。在专业人员的指导下，患者可通过调节局部循环呼吸系统装置的咬嘴适配器进行不同强度的吸气肌训练。

利用 Borg 量表控制训练强度

Borg 自觉疲劳量表	
0 分	一点儿也不觉得呼吸困难或疲劳
0.5 分	非常非常轻微的呼吸困难或疲劳，几乎难以察觉
1 分	非常轻微的呼吸困难或疲劳
2 分	轻度的呼吸困难或疲劳
3 分	中度的呼吸困难或疲劳
4 分	略严重的呼吸困难或疲劳
5 分	严重的呼吸困难或疲劳
6~8 分	非常严重的呼吸困难或疲劳
9 分	非常非常严重的呼吸困难或疲劳
10 分	极度的呼吸困难或疲劳，达到极限

完成训练后，通过 Borg 量表评分，分数为 4 分或 5 分，则说明训练负荷合适，低于 4 分可以调高训练难度，高于 5 分可以降低训练难度。

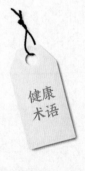
健康术语

最大吸气压：被测者用力呼气至残气位时，再最大努力吸气，持续 2~3 秒。此时测得的吸气压力即为最大吸气压。

最大呼气压：被测者用力吸气，吸气到最大，然后快速往外呼气，持续 2~3 秒。此时测得的呼气压力即为最大呼气压。

（马　明　黎　健）

15. 如何实现
功能性运动能力提升

肌肉力量、柔韧性、耐力、协调能力、平衡性和运动效率是实现功能性运动的必要组成部分，这是运动表现和运动相关技能不可或缺的一部分。一般的力量训练会专注于练习单块肌肉，但实际上运动很少是由单一的关节和相关肌肉去完成的，大多数是整条运动链上的多关节和多肌肉共同参与完成的。功能性训练关注的是动作模式，而不是肌肉，重点是实现推拉力量的平衡和整体力量变强，从而提高运动表现并降低受伤的发生率。

 专家说

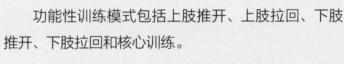

功能性训练模式

功能性训练模式包括上肢推开、上肢拉回、下肢推开、下肢拉回和核心训练。

1. 上肢推开训练　是把上肢向外推的动作，参与的肌肉有胸部肌群、手臂后侧肌群和肩周肌群，相应的训练动作如俯卧撑、杠铃卧推、哑铃推肩等。

2. 上肢拉回训练　与上肢推开训练相反，参与的肌肉有背部肌群、手臂前侧肌肉等，相应的训练动作如引体向上、器械划船等。

功能性运动能力　功能性训练方法

3. 下肢推开训练 是把下肢向外推的动作，参与的肌肉以大腿前侧肌肉为主，相应的训练动作如弓步蹲、深蹲等。

4. 下肢拉回训练 与下肢推开训练相反，参与的肌肉主要是大腿后侧的肌肉，这部分肌肉是绝大多数人的薄弱环节，但在日常有氧运动中这些肌肉尤其重要，相应的训练动作以硬拉为主，包括单腿硬拉和双腿硬拉。

5. 核心训练 包括抗伸展和抗旋转，前者又包括前后伸展和左右伸展。所谓抗伸展就是防止身体偏离重心，当人体失去重心的时候，核心有能力把身体拉回到正中位。同理，抗旋转也是防止身体过度旋转，偏离时能把向左或向右的旋转拉回到正中位。相应的训练动作如平板支撑、卷腹运动及死虫动作等。

功能性训练原则

功能性训练无须花费很长时间进行复杂的练习，通常每周进行 2 次或 3 次即可，既可以把 5 类动作模式在一次训练中全练一遍，也可以有针对性地只训练其中的一个或几个部分。需要注意的是，功能性训练对于不同的人群有不同的要求，根据不同年龄、不同身体素质，选择不同的训练方法，强调个体化训练，以促进身心健康。老年人若能进行正确的功能训练，可以提升独立生活能力，改善晚年的生活质量。

（马 明 黎 健）

16. 如何实现**节能技术**的日常生活应用

对于呼吸困难者来说，肺功能下降限制了能量消耗和满足日常劳动需求的能力，同时，呼吸困难可能会引起恐惧心理，使呼吸进一步急促，增加了患者的依赖性。使用呼吸协调的节能技术和适当的身体力学方法将有助于缓解呼吸困难，增强慢性呼吸系统疾病患者应对日常活动的能力，提高独立能力。日常生活活动包括洗漱、穿衣、做家务、工作及休闲活动等。所有这些都需要消耗身体能量。节能技术是通过调整活动或环境以减少能量消耗、防止疲劳的方法。

节能技术在日常生活中的具体应用如下。

1. 保持良好姿势。尽量避免弯腰驼背、低头含胸动作，以免影响呼吸。

2. 活动时适当地呼吸。活动时千万不要屏住呼吸，双臂向上抬起或躯干伸展时吸气，放下手臂时呼气，躯干弯曲时呼气，在任何体力消耗时都要呼气（不要屏住呼吸）。

3. 搬重物及体力劳动时，在需要经常搬动的物品下方加装轮子，以便通过推拉动作进行移动。下蹲时不要太低，避免起身时更多的能量消耗。抬起身体时，

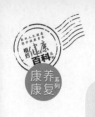

请确保膝盖弯曲并在旁边放一把椅子，以在必要时提供帮助。提起物体时，请保持身体靠近，通过弯曲膝盖减轻腰部的负荷。

4. 用餐时，饭桌高度适中，餐碟移近自己，可用肘在餐桌上借力；切勿边吃饭边说话，避免连续饮水而导致呛咳。

5. 洗澡及修饰时，尽量保持坐位。使用电动牙刷。淋浴时通风良好，使用排风扇，避免温度过高，使用温水代替热水淋浴，保持通风。如果感到呼吸困难，请尝试使用手持花洒头。在晚上洗澡，以便洗澡后可以直接上床睡觉。淋浴后注意利用扶手和防滑地板，避免跌倒。洗完澡后裹上浴袍到卧室更衣，而不是直接用毛巾擦干，以减少体能消耗。

6. 工作时，创造舒适的工作环境，尽可能坐，减少频繁移动，桌椅调节成合适的高度以利于保持良好的姿势，减少举臂。事先计划并收集所有必要的工具和设备，养成劳逸结合的习惯，将任务分解为几个步骤，中间适当休息。

（马　明　黎　健）

17. 如何进行**家庭氧疗**

家庭氧疗主要用于慢性阻塞性肺疾病、间质性肺疾病、肺动脉高压、支气管哮喘、慢性气管炎、心绞痛、呼吸衰竭及心力衰竭等疾病的家庭治疗。理论上，只要动脉氧分压（PaO_2）降至正常水平以下就可以给予氧疗。氧疗可以改善缺氧状态，并有利于缓解呼吸困难，预防并发症的发生及发展，提高生活质量，在一定程度上减少住院次数，对患者的身体与经济都有较多好处。不过，需要注意的是，氧疗是一种医疗行为，和药物治疗一样，需要听从医师的建议，并遵循诊治规范。

专家说 选择合适的氧疗方式

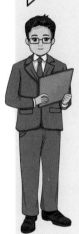

1. 长期氧疗 适用于有慢性心肺疾病且出现重度低氧血症的患者，每天氧疗至少 15 小时。从 1 升 / 分钟吸氧流量起始，逐渐递增，直到患者血氧饱和度 >90%，这时可考虑行血气分析检查，以达到静息时动脉血氧分压 ≥ 60mmHg 的目标。

2. 可移动氧疗 适用于休息时无低氧，但在运动中出现低氧的患者，使用便携式氧气装置，在患者运动和日常活动期间补充氧气。

3. 夜间氧疗 仅在夜间供氧，白天不供氧，适用于睡眠时出现低氧血症的患者。存在呼吸衰竭的患者，应同时考虑无创呼吸机治疗。

4. 姑息氧疗 适用于癌症晚期或心肺疾病终末期患者，使用氧气缓解顽固性呼吸困难。

5. 短脉冲氧疗 指运动前后进行的短时间（一般 10~20 分钟）间断氧疗。

家庭氧疗自我管理

通常应根据医师的氧疗处方，设定给氧方式、吸氧流量和给氧目标。氧疗期间，家中必须配备脉搏血氧仪，吸氧后观察血氧饱和度变化，及时调整吸氧流量。推荐开始长期家庭氧疗后 3 个月进行第 1 次门诊随访，以及第 1 次随访后 6~12 个月再次门诊随访，评估是否需要继续氧疗。需要注意的是，应把氧气视为药品，学习氧疗相关知识，正确使用和维护氧疗设备，做好消毒工作，保持氧疗设备清洁。氧疗室内保持空气流通，氧气瓶使用时要立放，制氧机应放置在平稳的地面，并注意防火、防热、防尘、防潮。

（马　明　黎　健）

18. 呼吸困难者
如何**补充营养素**

对于呼吸困难者来说，机体的消耗与分解代谢增加，气道阻力增加，静息能量消耗增加。同时，缺氧、感染、药物等因素引起机体神经内分泌紊乱，使机体处于应激和高分解状态，引起机体组织氧耗增加。另外，由于长期缺氧、高碳酸血症、心功能不全、胃肠道淤血等因素造成呼吸困难者出现进行性加重的营养不良，而营养不良会直接损害呼吸肌功能和膈肌功能，使通气动力减弱，并且影响细胞免疫功能，使身体进一步衰弱。因此，呼吸困难者一定要重视营养素的补充。

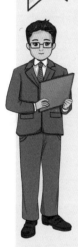

专家说

三大类营养物质补充

以慢性阻塞性肺疾病为例，饮食遵循少食多餐原则，选择软烂食物；根据基础能量消耗，摄入充足能量；根据个体体质调节饮食比例，无脂质代谢异常者采用高脂肪、低碳水化合物饮食，稳定期脂肪供能比为 20%~30%，应激状态下可增加至 40%~50%，增加其中不饱和脂肪酸的比例；适量蛋白质（需求量与其他疾病无明显差别）供能比为 15%~20%。

盐	<5克
油	25~30克
奶及奶制品	300~500克
大豆及坚果类	25~35克
动物性食物	120~200克
每周至少2次食用水产品	
每天1个鸡蛋	
蔬菜类	200~300克
水果类	200~350克
谷类	200~300克
全谷物和杂豆50~150克	
薯类	50~100克
水	1 500~1 700毫升

关键词 营养物质 维生素 矿物质

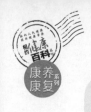

合理补充维生素及矿物质

呼吸困难者体内抗氧化剂（如维生素 A、维生素 C、维生素 E 及 β 胡萝卜素）水平降低，故饮食中应供给富含此类营养素的食物，必要时可给予营养素补充剂，以对抗机体高代谢状态。磷、镁、钾对维持呼吸肌收缩功能很重要，必需微量元素铜、铁、硒等具有抗氧化作用，可抑制肺部炎症反应，应注意补充。

1. 维生素 A 仅存在于动物性食物中，如动物肝脏、蛋黄、螃蟹等。

2. β 胡萝卜素 常见于深绿色的叶菜和橙黄色的蔬菜、水果中，颜色越深的蔬菜、水果，β 胡萝卜素的含量越高。

3. 维生素 C 主要来源于新鲜蔬菜、水果，深色蔬菜的维生素 C 含量比浅色蔬菜高，叶菜类的维生素 C 含量比根茎类高。

4. 维生素 E 主要来源于植物油、麦胚、坚果、豆类及其他谷类；蛋类和绿色蔬菜中有一定含量。

5. 磷 主要来源于肉、禽、鱼、蛋、奶和奶制品、坚果、豆类及谷类。

6. 镁 主要来源于南瓜子、坚果、豆类和碾磨的谷类，以及深绿色的蔬菜。

7. 钾 主要来源于菌类、豆类、根茎类蔬菜及鱼类等。

8. 铜 主要来源于动物肝脏、贝类、全谷类、豆类、坚果及巧克力等。

9. 铁　主要来源于动物肝脏、动物血、肉、鱼、禽，其次是绿色蔬菜和豆类。

10. 硒　主要来源于牡蛎、鱼子酱、海参、猪肾等。谷类中硒含量因土壤硒含量而异。

合理补充水分

根据需求合理补充足够的水分纠正脱水，促进痰液稀释使之易于咳出。但是急性期患者或伴有感染时，常存在体液潴留，应注意限制液体摄入量，以防加重肺水肿。对于合并肺动脉高压、肺源性心脏病和心力衰竭患者，更应严格限制液体摄入量，防止进一步加重心肺负荷。

（马　明　黎　健）

19. 呼吸困难者
如何进行**心理干预**

呼吸困难者比一般人群更容易造成心理困扰，包括焦虑和/或抑郁，应有计划地进行心理状态的评估和干预。常用的有效干预措施包括认知行为疗法（cognitive behavioral therapy，CBT）、正念减压法、放松疗法、催眠疗法及积极身心运动疗法等，其中CBT

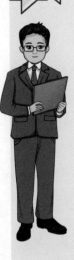

的应用研究较多。针对不同心理变化阶段，以上方法可单独或联合使用。

应用认知行为疗法应对心理困扰

患者通过意识到导致心理症状的相关密切认知（思维）、情感（感觉）、身体（感知）和行为（做法）因素来学习如何应对心理困扰。例如，灾难性思维和对恐惧情境的回避往往会维持和／或加重焦虑症状（例如，"我无法缓解呼吸困难，所以避免让我呼吸困难的活动"）。因此，认知行为疗法应对焦虑的一个核心要素是暴露，即患者主动面对诱发恐惧的刺激，将抑郁和／或焦虑引起的想法调整为现实、更少情绪困扰的想法。例如在面对一些压力和挑战的时候，暗示自己"我准备得很充分，我能够应对任何情况。"

通过正念减压法对压力进行系统管理

正念减压，以正念为核心，在冥想训练方法的基础上，通过练习加强情绪管理，有效减轻个体的压力，促进身心健康，主要包括观呼吸、坐姿冥想、葡萄干练习、身体扫描等训练内容。例如，观呼吸训练方法——寻找一个安静舒适的环境，选择一个舒服的坐姿，将注意力聚焦于呼吸相关的各种感觉上，关注呼吸给身体带来的感觉；葡萄干练习方法——仔细观察葡萄干的颜色，触摸形状，嗅闻气味，品尝口感、味道，聚精会神地关注自己正在做的事情。

采用各种放松技术增强自我控制能力或调节情绪

放松技术中自生放松的视觉意象和身体感知可用于减轻压力和改善疲劳及睡眠质量；通过渐进式肌肉放松法缓慢收紧再放松每个肌群，可缓解抑郁和焦虑症状；通过可视化和心理意象获得宁静、平静的地方或情境的视觉旅程。此外，还包括深呼吸、按摩、转移注意疗法、冥想、生物反馈、音乐和艺术疗法、芳香疗法等。

（马　明　黎　健）

20. 呼吸困难者
如何进行**自我管理**

鼓励患者与照护者、临床医师合作进行自我管理支持，积极应对疾病，并寻求帮助以管理症状。患者的自我管理支持旨在促进行为的有利改变，通常为以下不同方法的组合，包括戒烟、增加身体活动和锻炼、正确使用药物（如吸入器技术）、管理症状（如呼吸困难）、避免疾病加重因素（如空气污染），以及使用节能技术和压力管理技巧。

关键词

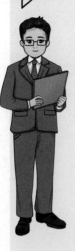

自我管理 健康教育 应急处理

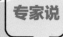**专家说** **养成良好的生活方式**

1. 主动戒烟，避免长期吸入二手烟。适度进行运动训练，如慢跑、散步、打太极拳等。保持健康的饮食习惯，合理补充营养素。多通风，确保室内空气质量良好，避免吸入室外有害气体，必要时佩戴好口罩。

2. 合理运用氧疗，尤其是学会吸入装置的使用。

3. 规律使用药物治疗，了解日常处方药的适应证、禁忌证、剂量、频次、不良反应和潜在的药物间相互作用。

在医师指导下进行康复治疗

定期进行呼吸肌力训练、呼吸道廓清与体位排痰、运动疗法、家庭氧疗及营养、心理指导等。

呼吸困难的家庭应急处理

一旦出现呼吸困难，应首先保持气道通畅，及时清除气道分泌物或异物，使患者保持安静，避免情绪紧张，以防呼吸困难加重。患者取半卧位或坐位，减少疲劳及氧耗，家中如有吸氧条件，可立即给患者吸氧。如果确定为支气管哮喘发作，可使用平喘药。痰多或稠者，可适当使用化痰药。病情危重时，应边采取上述措施，边呼叫 120 急救中心，以便及时送医院抢救。

（马 明 黎 健）

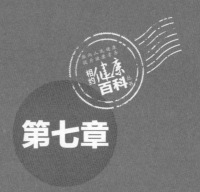

第七章

压力性损伤照护

一

居家康复
如何预防
压力性损伤

1. 为什么**压力性损伤**伤害最严重的并不是表皮

日常生活中，我们经常会发现长期卧床、长时间手术、坐轮椅或年老体弱者，皮肤常常破溃，特别是骶尾部等受压严重的部位，这种表现以往称为"褥疮""压疮"，现更名为"压力性损伤"。皮肤是人体最大的器官，从外到里，分为表皮、真皮、皮下组织。早期压力性损伤可表现为局部组织受损，但表皮仍然完整，因皮肤比肌肉和脂肪硬很多，形变程度较小，而肌肉和脂肪组织代谢活跃，受伤害程度比表皮更为严重。压力性损伤好比一个坏苹果，表面看起来只是稍有受压、变软，但当我们切开后，会发现里面坏掉的部分远比表面严重。

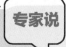

专家说

压力和压强

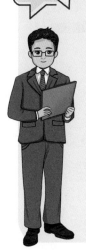

垂直作用于皮肤表面的机械压力是导致压力性损伤的主要原因，但这种压力必须持续一定的时间，超过一定的强度。当人们长时间坐位或躺在床上时，受压部位的压力会经由皮肤向深层组织传递，由于皮肤是平展的，因此骨隆突与皮肤之间的肌肉、脂肪组织等就会承受较大的压强。一旦身体受压部位组织的毛细血管被牵拉、扭曲、撕裂，甚至阻断血液供应，往往容易引起血液循环障碍而发生深层组织坏死。

关键词

压力性损伤 病因

个体易感性和耐受性

肌肉组织比皮肤组织更容易损伤，大多数情况下皮肤若不受潮则形变程度较小，但随着温度的升高和吸收水分，其耐受时间会变短。长时间坐位或卧位时，因透气性下降，皮肤变得潮湿、温度升高，抗压能力随之下降。因此，要注意随时保持皮肤清洁、干燥，并积极变换体位或采用特制的减压装置，保持受压皮肤表面平整，使作用于皮肤的压力减小或均匀分布，缩短局部持续受压时间，恢复、改善局部微循环。

不同姿势下容易受到伤害的部位各不相同

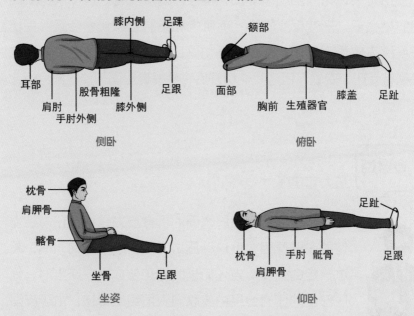

压力性损伤容易发生在受压和缺乏脂肪组织保护、无肌肉包裹或肌层较薄的骨骼隆突部位。要注意骨骼隆突部位的皮肤情况，积极变换体位减压（上图红点为该体位下易受压损伤处），同时对已损伤部位的皮肤应避免按摩，以免加重局部毛细血管损伤。

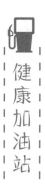
压力性损伤的发生不仅局限于体表皮肤，也可能发生在黏膜上、黏膜内或黏膜下。黏膜（如呼吸道、胃肠道和泌尿生殖道黏膜）压力性损伤主要与医疗器械相关，在日常生活护理中，应重视医疗器械引起的黏膜压力性损伤。

（张妙媛　王华芬）

2. 压力性损伤的
危险因素有哪些

识别压力性损伤易感人群是预防压力性损伤的关键，可根据专业评定表格［如布雷登压疮危险因素预测量表（Braden 评分简表）］对压力性损伤风险程度进行针对性评估。

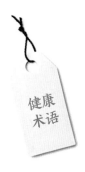

健康术语

剪切力： 是由两层组织相邻表面间的滑行而产生的进行性相对移位引起的，为压力和摩擦力协同作用而成，与体位有密切关系。一般较小的剪切力即可产生较大的损伤。

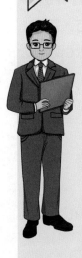

专家说

高危人群

压力性损伤的易感人群包括：①危重症患者；②脊髓损伤患者；③姑息治疗患者；④肥胖、水肿、疼痛及大、小便失禁患者；⑤新生儿和儿童；⑥社区、老年护理和康复机构的患者；⑦正在接受手术的患者；⑧转运过程中的患者。

危险因素

压力性损伤的危险因素很多，主要包括感觉受限、皮肤潮湿、活动受限、移动受限、营养不良、摩擦力和剪切力。其中，活动受限是指身体结构或功能异常导致个体活动的类型或频率减少，或者与正常有差异。移动受限是指移动类型和频率的减少或与正常有差异，移动类型一般包括床椅转移及维持特定身体姿势等。如果患者长期全身营养障碍，营养摄入不足，皮下脂肪变薄，肌肉萎缩，皮肤与骨骼间充填组织减少，一旦受压，受压部位缺乏肌肉和脂肪组织的保护，容易引起血液循环障碍，发生压力性损伤。

健康加油站

Braden 评分简表从患者的感觉、皮肤潮湿、活动能力、移动能力、营养状况、摩擦力和剪切力 6 个方面来预测发生压力性损伤的风险。除外"摩擦力和剪切力"，其余各项得分均为 1~4 分，总分 6~23 分，分数越低越危险。15~18 分为轻度危险，13~14 分为中度危险，10~12分为高度危险，9分及以下为极度危险（见下表）。

Braden 评分简表

项目	1分	2分	3分	4分
感觉	完全受限	非常受限	轻度受限	未受限
皮肤潮湿	持续潮湿	潮湿	有时潮湿	很少潮湿
活动能力	限制卧床	可坐椅子	偶尔行走	经常行走
移动能力	完全无法行动	严重受限	轻度受限	未受限
营养状况	非常差	可能不足	足够	非常好
摩擦力和剪切力	有问题	有潜在问题	无明显问题	—

（张妙媛　王华芬）

3. 皮肤**检查**、**清洁**和**保护**该如何做

　　皮肤状态的变化会削弱皮肤屏障，进而导致各种各样的皮肤问题。我们可以通过视觉、触诊、皮肤下水分或水肿测量等方法对全身皮肤和软组织进行全方位检查，使用低摩擦力且温和的清洗剂或温水对皮肤进行清洁，同时加强皮肤保护。

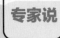 **皮肤检查**

1. 建议在光线明亮的地方暴露皮肤进行检查。

2. 检查时,可先以双手手背对比皮肤红斑处与健康皮肤处的温度,再将手指压在皮肤红斑处3秒(数1001,1002,1003),随后将手指完全移开,评估发红情况;或者将透明压板放在红斑区域,均匀地施加压力,观察加压期间透明压板下的红斑是否褪色。

3. 结果判读:皮肤发红被称为红斑,分为可褪色红斑和不可褪色红斑。可褪色红斑是肉眼可见的皮肤发红,轻压时变为白色,压力缓解后变红,是皮肤正常反应性充血,在数小时后消失;也可能是炎性红斑,但毛细血管床完整,可减压30分钟后,重新检查皮肤进行区分。不可褪色红斑是当施加压力时,皮肤红斑仍持续存在,表明毛细血管床/微循环的结构存在损伤,是Ⅰ期压力性损伤的指征。

皮肤清洁

一般情况下,清洁需适度,过度清洁会导致皮肤干燥或红斑、刺激,造成皮肤损伤。通常情况下,皮肤表面有污垢、皮脂和其他有害物质应及时予以清除,大、小便失禁发生后需立即清洁。清洁时,宜选择柔软纺织面料,选用pH平衡、含表面活性剂、免冲洗和低致敏性清洁剂,避免使用碱性肥皂或清洁剂。

皮肤保护

　　坚持每2小时更换体位和支撑面，必要时30分钟翻身一次。健康的皮肤在清洁后可适度按摩以促进血液循环，但已有压力性损伤的部位禁止按摩或用力擦洗。床上用品和衣物宜选择低摩擦力的仿丝织物，并保持清洁。避免皮肤暴露于过度潮湿的环境中，视情况使用预防性敷料（如多层性软硅酮泡沫敷料、水胶体或透明薄膜敷料），并且每天检查敷料，以防敷料移位、松动或潮湿。对于感觉功能下降者（糖尿病、水肿严重、休克等），应避免使用热水袋、冰块，必须使用时，应反复检查，以免烫伤或冻伤。

（张妙媛　王华芬）

4. 如何对**失禁**者进行**护理**

　　在日常护理中，经常有失禁者家属用卫生纸反复擦拭皮肤，或者将卫生纸垫在患者会阴部区域的情况，这样的做法是错误的，会导致皮肤长时间浸在尿液和大便中，由于过度潮湿和化学刺激物，造成接触性、刺激性皮炎。主要表现为持续的红肿、红斑、疼痛、皮肤脱落、伴或不伴感染体征，在严重情况下，还会出现肿胀和水疱。为了防止出现这些情况，我们应当通过清洁、保湿、保护的手段对失禁进行管理。

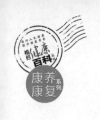

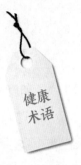

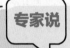

失禁相关性皮炎：是指由于暴露于尿液或粪便所造成的皮肤损伤，是一种发生在大、小便失禁者身上的接触性、刺激性皮炎，临床症状包括持续的红肿／红斑、疼痛和／或皮肤脱落、伴或不伴感染体征，在严重情况下，还会出现肿胀和水疱。

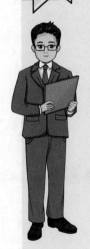

专家说

皮肤清洁

可用婴儿湿巾擦拭皮肤，减少皮肤暴露于尿失禁、大便失禁相关的湿度和 pH 值变化的环境中。同时，使用 pH 平衡、含表面活性剂、免冲洗和低致敏性清洁剂清洁皮肤。另外，可借助喷壶喷洗肛周皮肤，这样清洁更彻底，并且可以有效避免皮肤摩擦、保护皮肤的完整性。皮肤清洗频率应依据失禁的程度而定，建议至少每天 1 次或每次大便失禁之后清洗皮肤。清洁之后勿暴力揉搓或吹干，应以轻拍或轻压等较为柔和的方式使皮肤变干。

皮肤保湿、保护

目前尚无能够提供全面保护的皮肤保护剂，可使用的鞣酸软膏、二甲硅油、硅氧烷、氰基丙烯酸酯、凡士林、造口粉、皮肤保护膜等各有优缺点。建议积极治疗导致失禁的原因，无法治疗时，应合理使用失禁护理用品，主要包括收集性用品和吸收性用品。前者包括导尿管、肛门管等，后者包括纸尿裤、尿垫、高透气材料或高吸水性材料用品。

（张妙媛　王华芬）

关键词

5. 如何制订合适的
翻身计划

及时翻身可避免皮肤组织长期受压造成的发红、硬结、溃烂等症状，是目前预防压力性损伤最为重要的有效措施。翻身间隔时间通常不超过 2 小时，但呼吸窘迫综合征患者、接受镇静治疗者，需要根据个体的活动、移动和独立翻身能力，以及皮肤和组织的耐受情况、总体医疗状况和治疗目标、舒适度和疼痛情况等综合考虑，制订个性化翻身计划。

翻身　体位变换　翻身计划

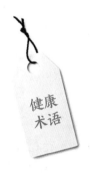
健康术语

体位变换： 是指每隔一段时间对卧位或坐位的姿势进行调整，目的是缓解或重新分配压力并提高舒适度。对于无法自主变换体位者，需要给予帮助。

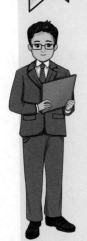

制订个性化翻身方案

1. 卧位 平均每 2 小时翻身 1 次，必要时每隔 30 分钟或更短时间间隔翻身 1 次。

2. 坐位 与卧位相比，坐位时局部皮肤组织受压较大，当坐位时或床头高于 30°时，翻身应更频繁，推荐每 30~60 分钟更换 1 次体位或每 15 分钟抬高 1 次身体。

3. 使用减压工具 使用减压床垫时可视情况每 3~4 小时翻身 1 次。

4. 个体情况 病情稳定者若体重指数（BMI）正常，夜间每 4 小时翻身 1 次，而过于肥胖或消瘦者需缩短翻身间隔时间。

5. 翻身技巧 协助翻身时，卧床者应尽量靠近操作者，保持平衡稳定，操作者应将卧床者稍抬起后再行翻身，不可拖或拉拽，可通过提起床单抬高患者以减少摩擦。严重烧伤者须给予协助，使用翻身床翻身。移动后用软枕垫在背部及膝下，脚跟悬空离开床垫，减轻局部压力。

6. 翻身前后检查与管路安置 如果居家者身上置有导管和输液装置，翻身时应先安置妥当，翻身后检查导管，注意保持通畅。

在安置体位时，侧卧 30° 姿势优于 90°，建议交替使用 30° 侧卧位和仰卧位，且每 2 小时应进行一次体位变换，以减少肌肉和脂肪损伤，预防压力性损伤。

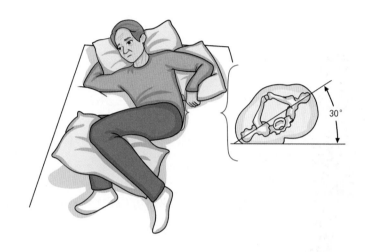

（张妙媛　王华芬）

6. 如何选择与使用

居家减压工具

对于压力性损伤患者，可根据其移动和活动受限程度，体重、体型，现有损伤情况（部位、数量和严重程度）及风险因素等来选择和使用减压工具，从而"防患于未然"。减压工具包括全身性减压工具和局部减压工具，全身性减压工具如泡沫床垫、喷气气垫（低气体流失式床垫、高气体流失式床垫）、交替压力充气床垫或床罩等，局部减压工具如2D和3D棉织物衬垫、水胶体敷料、泡沫敷料、翻身垫、下肢垫等。

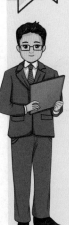

关键词

支撑面 减压工具

专家说

减压工具的支撑面可由不同材料或复合材料构成，包括但不限于气体、泡沫、凝胶和液体，以及特定的结构。针对不同人群特点推荐选择如下。

针对长期坐、卧位者及新生儿和儿童、危重症患者

1. 泡沫类型减压工具　具有回弹、耐热、持久、较好的基础支撑、体感较柔软等特点。

2. 感应空气床垫或床罩、交替压力充气床垫或床罩　可将患者身体压力分散在床垫上。

3. 2D和3D织物衬垫　局部减压。

针对有足跟压力性损伤风险或损伤者

1. 选择下肢垫消除足跟压力并防止下垂。

2. 使用预防性敷料，如多层软硅胶泡沫敷料和聚氨酯泡沫敷料。

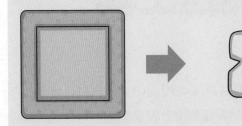

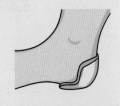

针对肥胖者

选择增强压力再分布、降低剪切力、控制微环境的支撑面，如低气囊压、连续侧旋的床或坐垫，以及 2D 和 3D 织物衬垫。

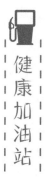

支撑面的放置位置应考虑家庭用床的重量、房间的结构（包括门的宽度）、不间断电力供应的可行性、泵或电机装置的安全位置，以及针对意外停电的应急措施。

（张妙媛　王华芬）

二

已经发生了
压力性损伤，
该如何照护

7. 如何进行简单有效的
伤口护理

关键词

伤口护理 清洗 敷料

发生压力性损伤切勿病急乱投医，或者用土方子涂抹伤口。在居家场所出现了压力性损伤且症状轻微的情况下，只要伤口没有被污染，可以先行清洗，再给予敷料保护伤口或减压。需要注意的是，应明确并去除产生损伤的原因，否则即使给予了正确的局部和全身治疗也很难达到治疗目的。当伤情加重，或者伤口面积很大、很深，甚至有窦道、潜行等复杂伤口时，则需要专业人员的评估和干预。

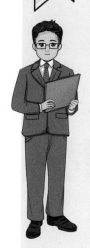

症状轻微且无污染的伤口护理可简单分为以下两步。

1. 清洗伤口　注意是"清洗"，而不是"消毒"，是指使用液体清除伤口及周围表面的污染（碎屑）、敷料残留物和微生物的过程。可根据伤口大小、类别或分期、伤口床特征（如渗出液）选择合适的清洗方式及频率。对于简单的、清洁的压力性损伤，可使用低压脉冲式方法用生理盐水冲洗伤口和周围皮肤，但要避免损伤组织或将细菌冲入伤口。清洗溶液可选择生理盐水或煮沸后冷却的水，采用清洁伤口处理技术。当伤者免疫力低下或伤口愈合环境不佳时，应在专业人员的干预下采用无菌产品和无菌技术处理伤口。

2. 敷料保护伤口或减压　清洗伤口后，待伤口皮肤干燥，然后选择水胶体敷料、水凝胶敷料、聚氨酯泡沫敷料等贴在伤口上进行减压或保护。在居家环境中，更换敷料的频率应遵循说明书或遵医嘱，至少每天观察 1 次，若敷料污染后应及时更换，且需要确保有足够的伤口敷料供应，以适应因弄脏或渗漏导致的计划外伤口敷料更换。每次更换伤口敷料时，确认敷料选择的有效性和适当性，及时观察，及时处理。

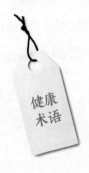

窦道： 组织坏死后形成的只有一个开口的病理性盲管，可因深部脓肿向体腔或表面破溃而形成。

（张妙媛　王华芬）

8. 如何进行压力性损伤患者的 **体位转移**和**姿势维持**

不同姿势下易受损伤的部位各不相同，通常鼓励有能力在床上或座位上自主变换体位者要经常变换体位，并注意避开已经受压的部位，且需要避免在进行体位转移的时候局部压力过高导致新的损伤。

姿势维持需要结合实际需求进行，可分为短时间的临时姿势摆放（如脑卒中瘫痪患者的治疗性良肢位设置体位、胃食管反流患者的特殊姿势）和可较长时间维持的休息（如睡眠）体位摆放。

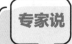

专家说

体位转移

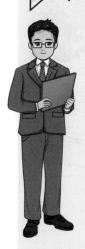

体位转移是指人体从一种姿势转移到另一种姿势的过程，包括卧 - 坐 - 站 - 行走。无法独立完成体位转移的患者经康复科医师评估后采取适当的外力辅助或辅助工具来技巧性地完成；有一定的残存肢体能力者，可通过专业训练利用残存肢体带动瘫痪肢体，独立完成各项转移活动。

姿势维持

1. 短时间姿势维持 患有某些复杂的疾病，或体力较差者，可采用有靠背的椅子或高靠背轮椅直立坐位，通常需要调整足踏板的高度，使膝略高于髋部，骨盆略前倾，也可垫压力分布软垫。骶骨、尾骨或坐骨有压力性损伤者，每天采取坐姿限制在 3 次，单次持续时间不超过 60 分钟。也可采用枕头支持、身体前倾的趴坐姿势。用躺椅或抬高床头的方式维持舒适的半卧位休息姿势，一般先摇高床尾，或者以枕头垫高膝关节使之稍弯曲，再摇高床头，以免身体下滑产生剪切力。床头抬高可低于 30°。

2. 较长时间姿势维持 如仰卧、俯卧、侧卧和端坐位，通常倾斜 30° 左右的侧卧位可令人较为放松，

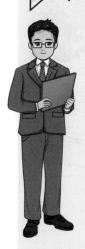

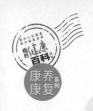

可在后背处垫体位垫，下肢自然弯曲放松，两腿之间垫软枕，上肢可抱枕。

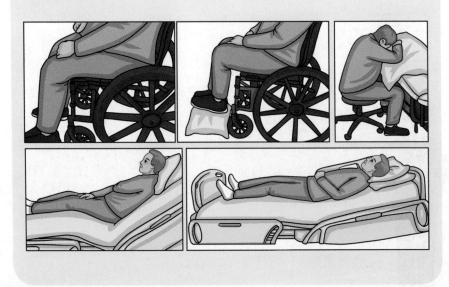

（张妙媛　王华芬）

9. 压力性损伤患者
如何**合理补充营养**

营养摄入不足会影响压力性损伤的治疗与愈合。建议根据个体能量、营养和液体需求、预期治疗时间、个性化的营养支持途径等制订个性化营养护理计划。

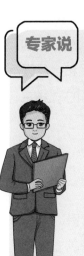
营养干预应提供足够热量和优质蛋白。可将食物制成糊状，易于消化。对于糖尿病、高血压、肝功能不全、肾功能不全者，应控制基础疾病，遵医嘱予以合理饮食。新生儿和儿童应摄入足够的水分。具体的营养补充原则如下。

1. 推荐成人的热量摄入 >30 千卡 /（天·千克）；有蛋白质消耗风险的老年肾病患者的热量摄入建议为（30~35）千卡 /（天·千克）。对于合并糖尿病的患者，需积极控制血糖。

2. 建议摄入丰富的优质蛋白。老年人蛋白质的摄入量建议为（1~1.5）克 /（天·千克）；患有急性或慢性疾病的老年人蛋白质摄入量建议为（1.2~1.5）克 /（天·千克）；对于伴有严重疾病或外伤的人群，推荐蛋白质摄入量为 2 克 /（天·千克）。当传统高卡路里及蛋白质补充无法满足营养需要时，需要补充高蛋白质、精氨酸和微量元素。补充蛋白质的过程中，需要评估肾功能状况。

3. 鼓励摄入富含维生素与矿物质的平衡膳食。维生素 C 可以促进胶原蛋白合成，在维生素 C 需求增加的情况下，摄入每日最佳摄入量的 3~5 倍，甚至可达1 克 / 天。锌是蛋白质合成和修复的必要物质，但过量的锌（>4 000 毫克 / 升）会影响巨噬细胞的功能，应先检查是否有锌缺乏，如果缺乏，每天可给予锌 15 毫克；明显缺乏时，每天可给予锌 135~150 毫克。

关键词

营养不良 营养补充 营养护理计划

4. 若无法自主（正常）进食者存在非计划性体重减轻，则建议在两餐之间口服营养素补充剂、增加有营养的食品和食品强化剂。针对无法经口摄入者，可通过肠内和肠外营养的方式来补给。

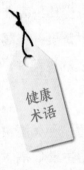

健康加油站

个性化营养护理计划：①确定个体能量、营养和液体需求；②给出可监测的短期或长期营养支持目标；③特异型营养补充实施说明；④个性化的营养支持途径；⑤预期治疗时间；⑥持续动态监测和评估要求等。

富含优质蛋白的食物：如鸡蛋、牛奶、鱼类、虾类、鸡鸭肉、牛羊肉、豆类及豆制品等。

健康术语

营养不良： 是指营养不足或能量、蛋白质和其他营养素过剩或不平衡，对组织、身体结构、身体功能和临床结局造成明显的不良影响。非计划性体重减轻是营养不良的标志，也是营养状况下降的标志之一。

（张妙媛　王华芬）

10. 压力性损伤的**预防**及 **治疗误区**

压力性损伤在一定程度上是可以得到比较好的预防的，但人们通常认为有用的一些偏方往往存在很大问题，如认为将牙膏涂抹于伤口处可以消炎、用力按摩或擦洗皮肤可以促进血液循环、翻身角度越大对皮肤越好。事实上，这些行为反而会增加对皮肤的伤害，导致压力性损伤的发生率更高，应注意避免。

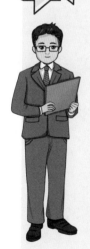

专家说

做到四勤一加强，90% 以上的压力性损伤能预防

1. 勤翻身 / 变换体位　这是最简单且有效的方法。长时间保持坐位时，易发生坐骨结节处压力性损伤；半卧位或仰卧位时，易发生骶尾部（"尾巴骨"上方）和足跟部压力性损伤；侧卧位时，易发生受压侧肩部、股骨大转子（"胯部"）和膝盖、脚的外踝等处压力性损伤。了解了压力性损伤的好发部位，也有利于针对性地预防。长期卧床者至少每 2 小时更换 1 次体位，如左侧卧位、右侧卧位、平卧位等，防止同一部位持续受压。

2. 勤清洗　保持皮肤清洁，清洗频率应个体化、有针对性。皮肤被汗渍及大、小便等污染后，应及时清洗。建议使用软毛巾、湿纸巾擦拭皮肤，以减少对

皮肤的损伤。另外，可以使用隔离产品，如润肤露、润肤油，避免皮肤直接接触尿液、粪便。

3. 勤更换　保持床上物品及衣被干净、整洁、不起皱，随湿随换。卧床者不可直接接触橡胶单或塑料单。

4. 勤观察　每次更换体位或擦洗身体时，仔细观察皮肤有无发红、水疱、破溃等现象，发现问题及时就诊。

5. 加强营养　当皮肤处于"饥饿状态"，营养不够时，容易发生压力性损伤。患者平时应合理饮食，营养均衡。对消瘦、营养不良者，应给予高蛋白、高热量、高纤维素、易消化的食物，搭配蔬菜和水果，必要时在医师指导下使用营养素补充剂。

认识压疮护理及治疗误区

（张妙媛　王华芬）

第八章

疼痛照护

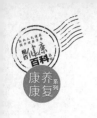

1. 为什么会有疼痛感觉，**疼痛**的**意义**是什么

疼痛是一种与实际或潜在的组织损伤相关的不愉快的感觉和情绪体验（2020年国际疼痛学会定义）。具体来说：第一，疼痛是一种警示，它的出现会阻碍人们做一些会使症状加重的动作或事情；第二，在疼痛发生后的一段时间内，机体会有一些相应的反应，尤其是炎症反应，从而促进局部损伤恢复；第三，疼痛会提醒人们损伤的部位，也有助于辨析病因，通过对因治疗，尽快使这个警示消失，使身体保持健康，避免其向长期的疾病演变，影响人们的生活质量、情绪等。

专家说

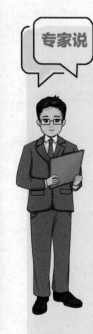

2020年国际疼痛学会更新疼痛的定义时附加了6条说明：①疼痛是一种主观体验，同时又不同程度地受到生物学、心理学及社会环境等多方面因素的影响；②疼痛与伤害性感受不同，纯粹生物学意义上的感觉神经元和神经通路的活动并不代表疼痛；③我们可以通过生活经验和体验学习、感知疼痛并认识疼痛的实际意义；④我们对自身疼痛的主诉应该予以接受并尊重；⑤疼痛通常是一种适应性和保护性感受，但疼痛同时也可对身体功能、心理健康和社会参与角色产生不利影响；⑥语言描述只是表达疼痛的方式之一，语言交流障碍并不意味着不存在疼痛感受。更新的疼痛

定义不仅强调了主观感受的重要性，也充分考虑到了感觉、情感、认知和社会这四个相关因素。

举例来说，在日常生活中，脚踝扭伤非常常见，扭伤后会感到关节肿胀、疼痛，不仅无法步行、影响运动，也会对日常生活产生影响，心情沮丧，甚至恐慌。此时，疼痛就是极好的警示，应及时就诊、检查是否存在骨骼、肌肉或韧带的损伤。如果只是软组织的轻度损伤，通常佩戴踝关节支具并应用药物、辅以冷敷，就能有效减轻局部炎症反应及水肿，保护踝关节避免二次损伤。急性期后，疼痛会逐渐改善甚至消失，但较长时间的活动仍可能存在疼痛，或者因肌肉活动减少导致肌耐力下降，进而影响了踝关节的稳定性。同时，在不同活动强度或场景下，踝关节的疼痛反应也能提示人们损伤恢复的情况，能够在一定程度上指导康复锻炼并有效避免再次损伤。

（陆蓉蓉　王华芬）

2. 为什么**急性疼痛**与**慢性疼痛**大不相同

一般认为新近产生并持续较短时间的疼痛是急性疼痛。诱因往往是急性疾病发作或伤害性刺激，疼痛性质可表现为刀割火燎。急性疼

痛的出现一般伴随着机体损伤，随着伤害和刺激性因素的去除，急性疼痛会逐渐缓解，疼痛持续时间一般小于 1 个月。慢性疼痛更像是一种"疾病"，其持续时间较长，可反复发作或呈慢性过程急性发作，持续时间超过 1 个月甚至 3 个月，并且往往伴随着神经病变、局部组织变化，周围神经及中枢神经敏化，从而造成疼痛持续存在。因此，慢性疼痛对人体危害较大。

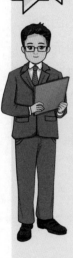

急性疼痛与慢性疼痛的区别

急性疼痛持续时间较短，诱因较明确，诱因去除，疼痛症状随即缓解，而慢性疼痛则持续时间更长，并且症状呈现波动变化，从生理、心理及社会等多方面影响患者，使其逐渐丧失工作能力、生活质量降低，甚至引起各种心理障碍。因此，慢性疼痛更偏向于一类"疾病"，需要认真对待。

急性踝扭伤

一般踝关节扭伤或拉伤后，若无法获得及时治疗，建议先采用 RICE 原则（休息 rest，冰敷 ice，加压包扎 compression，抬高患肢 elevation）处置扭伤，这样做对伤势恢复可产生积极作用。临床治疗近年推荐 POLICE 原则（保护 protest，适当负重 optimal loading，冰敷 ice，加压包扎 compression，抬高患肢 elevation），如果无其他严重损伤，佩戴支具 1 周，应用镇痛药物 3~5 天，物理因子治疗 2 周，1 个月内能正常活动，3 个月内逐渐恢复运动，即可回归正常生活。

关键词

急性疼痛　慢性疼痛

慢性踝扭伤

如果第一次踝关节扭伤后未能正视疼痛的警示，而是继续强行运动，或是在损伤未恢复前就开始超负荷运动，那么踝关节就容易产生二次损伤。若踝关节一次损伤后未完全恢复，就容易再次损伤，从而进一步加重损伤程度和范围，长此以往，可能就会转变为慢性疼痛。若慢性疼痛持续存在，或影响站立乃至步行，严重损害患者日常生活活动能力，不仅影响患者的生活和情绪，也影响工作。此时，可能需要长时间应用镇痛药物，需要更多的康复治疗，甚至严重影响睡眠、情绪，所花费的时间和金钱成本远超过急性疼痛时的付出。

（陆蓉蓉　王华芬）

3. 如何**全面评价疼痛**
对机体的影响

疼痛评价涉及的内容很多，包括针对疼痛的评价，如疼痛原因、疼痛部位、疼痛范围、疼痛性质、疼痛伴发症状、加重或减轻因素、疼痛强度等，也包括针对运动功能的评价，以及针对心理的评价。其中，相当一部分是可以通过自我评价完成的，能够快速明确疼痛的类型，便于有针对性地治疗。如果是某些疾病引起的疼痛，可

能还要去医院进行必要的辅助检查，此时就需要由专业医务人员来确定。

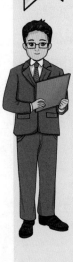

针对疼痛的评价

1. 疼痛原因　了解疼痛原因，或者分析疼痛的原因，能够明确早期所需要的治疗。常见的疼痛原因包括损伤或创伤、感染、神经性疼痛、慢性疾病并发症、自身免疫性疾病、心因性因素等。其中，损伤或创伤、感染和神经性疼痛更多地表现为急性发作，而慢性疾病、自身免疫性疾病或心因性疼痛常表现为持续存在的慢性疼痛。

2. 疼痛部位和范围　疼痛的具体部位，是位于肌肉还是关节，是延神经走向广泛分布还是局限性的，明确这两部分内容或能大致判断疼痛的原因。如大腿后侧至小腿疼痛，伴麻木，提示坐骨神经痛可能性大，常见的原因包括腰椎间盘突出症、梨状肌综合征等。

3. 疼痛强度　明确疼痛强度有助于治疗方式的选择。临床中，一般使用疼痛视觉模拟量表（visual analogue scale，VAS）来快速评价疼痛的程度。VAS 方法是在白纸上画一条 10 厘米的粗直线，一端为无疼痛，另一端为难以忍受的剧烈疼痛，患者根据自己感受到的疼痛程度，在直线上的某一点上表达出来，然后使用直尺测量从起点到患者确定点的直线距离，用测量到的数字表达疼痛的强度。VAS 方法的数字直观表达为 0~10 分数字疼痛强度量表（numerical rating scale，NRS），分数高低即代表了疼痛的严重程度。0 分表示不痛，10 分为最痛，1~2 分为轻度疼痛，3~4 分为中度疼痛，5 分及以上的疼痛则需要引起重视，应及时就诊，明确诊断，并进行相应治疗。

4. 疼痛性质　不同性质的疼痛来源不同，如烧灼样、针刺样、过电样疼痛，多为神经源性疼痛，而胀痛和酸痛更多来源于肌肉和骨骼；不同性质的疼痛，治疗原则也不同。

针对运动功能的评价

疼痛程度较重或持续时间较长，会影响运动功能，因此对运动功能进行评价筛查，及早发现运动功能缺陷，早期开展针对性训练，对疼痛康复也是至关重要的。比如，肩关节疼痛很常见，如果疼痛程度较重或持续时间较长，可能会导致肩关节僵硬和无力，影响肩关节周围的肌肉力量和肩关节的活动度。若能早期识别，早期针对性干预，可能会减少对肩关节功能的影响。

针对心理的评价

长期疼痛多数伴有心理障碍，因此心理评估对于慢性疼痛患者十分重要，早识别、早介入、早干预，对于精神障碍的控制至关重要，可以通过焦虑自评量表和抑郁自评量表等进行筛查。

（陆蓉蓉　王华芬）

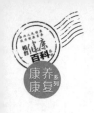

4. 为什么不建议一痛就吃**镇痛药**

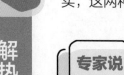

在我们身边肯定有这样的例子,有一些朋友,一有疼痛就马上口服镇痛药,而另一些朋友就算痛得死去活来,也不肯吃镇痛药。其实,这两种观念都是错误的。

专家说 解热镇痛抗炎药和抗生素不是同一类药

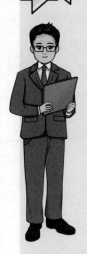

解热镇痛抗炎药是临床常用药,顾名思义既能"抗炎",又能"镇痛",但是需要注意的是此"炎症"并不是人们平常所说的炎症,而是无菌性炎症,所以这个抗炎药和平时的抗生素并不是一类药物。因此,服用解热镇痛抗炎药不仅能镇痛,更能针对无菌性炎症进行治疗,在常见的肌肉骨骼疼痛治疗中有着重要作用。此类药物通常具有一定的不良反应,如胃肠道刺激、过敏风险、血细胞抑制和肝肾损害等。虽然多数不良反应发生在长期反复用药的患者中,但是也有特例存在。因此,切忌自我诊治而口服解热镇痛抗炎药,必须在专业医师的指导下进行。

疼痛该如何康复

1. 对于疼痛较轻的患者,优先选择物理因子治疗。如落枕，通过针刺治疗或手法放松后，就可能改善症状，此时可以暂缓服药。

2. 预计物理因子治疗耗时较长者，可加用局部外用药。因外用药在局部组织中的浓度会更高，而对全身其他部位的刺激较小，往往也能带来较大获益。如急性踝关节扭伤，采取物理因子联合外用药物治疗，若不存在肌肉、韧带、骨骼结构性损伤，则可在较短时间内缓解症状。

3. 疼痛程度较严重者，可能需要外用药物和口服药物联用，若效果不佳时，还需要根据疼痛的阶梯治疗进行药物选择，以控制疼痛为治疗目标。

（陆蓉蓉　王华芬）

5. 如何进行疼痛患者的**照护**

疼痛在生活中非常常见，那么当疼痛发生时，应如何进行自我照护，或是在亲人受到疼痛困扰时，如何更好地帮助其缓解疼痛呢？此时，我们需要保护损伤的部位、通过注意转移等进行放松、选择适当的物理治疗缓解疼痛，以及提供心理支持等。

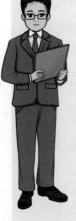

疼痛　医疗照护

对疼痛患者的照护主要包括以下几方面。

1. 确认患者对疼痛有充分的认识。

2. 注意保护损伤部位，避免引起或加重疼痛。

3. 选择适当的放松技巧，如通过增加娱乐活动转移注意力、通过变换体位减轻疼痛、应用正念疗法缓解疼痛。

4. 选择适当的物理因子治疗，如根据情况选择热敷或冷敷，或者应用筋膜枪进行局部放松。

5. 心理支持和心理疏导。

6. 根据医嘱进行治疗。

7. 确保正常饮食，在不引起疼痛加重的情况下，尽可能确保日常生活活动照常进行。

8. 如出现病情变化，及时就医。

（陆蓉蓉　王华芬）

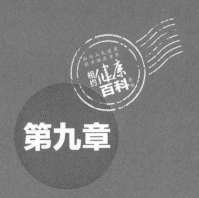

第九章

二便照护

一

排便困难
患者的照护

1. 如何通过**物理**方法**通便**

便秘是贯穿古今的难题，首见于《黄帝内经》，现在，便秘依旧困扰很多人的日常生活。物理通便是最常采用也是不良反应最小的方法，一般包括灌肠、提肛运动、腹部按摩辅助治疗、行为调整和膈肌呼吸训练等。

关键词

便秘 物理通便

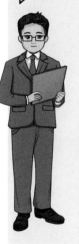

开塞露是物理通便常用且便捷的方法。甘油、液体石蜡、磷酸钠盐、乳果糖、甘露醇等灌肠剂灌肠法能直接有效缓解便秘，但长期灌肠会形成依赖性，容易引起肛门肌肉和肛周肌肉松弛，因此不建议长期使用。

提肛运动是常用的促进排便的健康方法。练习时，在吸气时有意识地稍用力提起并收缩肛门及会阴部肌肉，稍憋气3秒，再缓缓放松肌肉、吐气，连续20次循环为一组，每天4~5组。

腹部按摩可采用直推任脉法、横揉带脉法或环形揉腹法。直推任脉法与横揉带脉法可以交替进行，15~20次循环配合有效呼吸，循环往复；环形揉腹顺时针按摩，示指、中指、环指交叉，顺着结肠走向，由右下腹—右上腹—左上腹—左下腹—耻骨联合，再回到右下腹，循环往复；每次按摩5~10分钟。

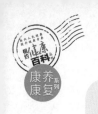

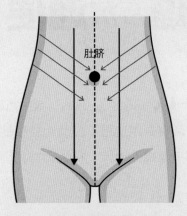

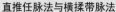

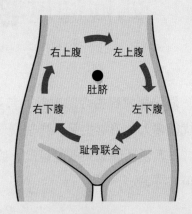

直推任脉法与横揉带脉法　　　　　　　　环形揉腹法

　　加强膈肌活动的呼吸训练也有一定的改善排便作用，需要持之以恒，建议练习6个月以上。自我练习时，可先取平躺姿势，熟练后再取坐姿或立位，练习时放松身体，用鼻子深吸气，缩唇深慢呼气，上腹随呼吸节奏起伏，吸气时膨起，呼气时收缩，锻炼膈肌活动能力。

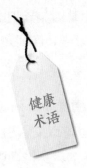

健康术语

　　便秘：排便次数减少，每周少于3次，伴有粪便干硬和（或）排便困难的症状，分为器质性便秘和功能性便秘。

（汪桂琴　王华芬）

2. 如何使用**药物通便**

遇到排便困难问题，人们很容易想到用开塞露，药物确实是解决便秘的有力武器，但选择不当往往会适得其反，用法不当不仅会产生依赖性，还可能会导致新的问题。如经常使用开塞露会损伤肛门，诱发痔；而含有大黄、番泻叶、决明子成分的药物，通常刺激性较强，容易导致腹痛、腹泻。我们该如何选择合适的药物通便呢？

常见通便药物

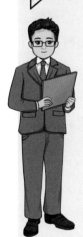

　　帮助排便的药物有很多，包括渗透性泻药、刺激性泻药、润滑性药物、促动力药和微生态制剂等。预防由药物引起的便秘同样重要，如果需要用药，应咨询专科医师，切勿盲目自行用药；用药过程中应严格遵照医嘱，一旦有便秘倾向，应及时就医。

常见帮助排便的药物分类

渗透性泻药	软化粪便,促进肠蠕动,常用的有乳果糖口服液和甘露醇注射液等
刺激性泻药	增强肠道动力和刺激肠道分泌,包括比沙可啶、蓖麻油等
润滑性药物	润滑并刺激肠壁,软化粪便,使其易于排出,包括甘油、液体石蜡等,常用药物如开塞露
促动力药	增加肠道动力,对慢性传输型便秘有较好的效果,如多巴胺受体拮抗剂、普芦卡必利等
微生态制剂	改善肠道内微生态,促进肠蠕动,有助于缓解便秘症状,如双歧杆菌三联活菌胶囊等

易引起药源性便秘的药物

①阿片类：如芬太尼、可待因等，减少肠蠕动，导致粪便变干，也会延迟胃排空；②非甾体抗炎药：如布洛芬、吲哚美辛等，使肠道变干，粪便表面失去润滑；③利尿剂类抗高血压药：如氢氯噻嗪类，导致机体脱水，引起便秘；④中枢性抗高血压药：如可乐定、甲基多巴等，增加液体吸收，限制消化液分泌，导致便秘；⑤刺激性泻剂：如大黄、直肠栓剂等，长期使用可引起迟缓性便秘，一般停药后可以逆转。

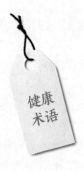

健康加油站

若怀疑是药物引起的便秘，应尽快就诊，遵医嘱调整用药方案，将不良反应降到最低；养成良好的生活习惯和排便习惯，保持摄入充足水分，增加膳食纤维，如水果、蔬菜、燕麦、玉米、大豆等食物的摄入；适度进行体育锻炼，尤其是对腹肌的锻炼，有利于胃肠功能恢复；按摩、针灸等辅助治疗。

健康术语

药源性便秘：是指由于服用药物而导致排便次数减少，或排便不畅、费力、粪便干结且量少的现象。

（汪桂琴　王华芬）

3. 便秘患者如何进行
饮食调适

俗话说"病从口入"，那便秘和饮食有关吗？答案是肯定的。发生便秘常见的病因就是饮食不合理、饮食习惯不良。因此，饮食疗法是最基础、最根本的自然疗法，科学、正确的饮食调适往往能有效地促进肠道健康。

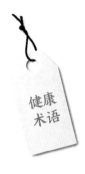

合理膳食：通过合理的饮食组成和科学的烹调加工，使从饮食中摄入的能量和各种营养素与机体需求保持平衡，既满足人体生长发育、生理及身体活动的需要，又不导致营养相关健康问题的膳食或膳食过程。

专家说

饮食调适要点

1. 粗细搭配、荤素搭配并保障新鲜；建议少食肉类食品和动物脂肪，多吃植物性食物和新鲜蔬菜及水果，注意蛋白质摄取均衡，减少挑食、偏食等不良饮食习惯，但可以适当多摄取一些身体缺少、有想吃欲望的营养价值高的食物，也就是有目的的偏食——胃以喜为补。

2. 富含膳食纤维的食物可以促进肠胃蠕动，软化粪便，润肠通便，成年人每日摄入膳食纤维 25~30 克为宜。

食物种类	膳食纤维含量
水果	库尔勒香梨 6.7 克 /100 克，金橘 6.5 克 /100 克，覆盆子、桑椹 4.1 克 /100 克，芭蕉 3.1 克 /100 克，冬枣 3.8 克 /100 克，猕猴桃 2.6 克 /100 克，蓝莓 2.4 克 /100 克
蔬菜	荷兰豆 7.6 克 /100 克，紫甘蓝 6.6 克 /100 克，秋葵 5.0 克 /100 克，四季豆 4.7 克 /100 克，西蓝花 4.4 克 /100 克，油菜 3.9 克 /100 克，辣椒 3.3 克 /100 克
杂粮	玉米糁 14.5 克 /100 克，全麦 10.8 克 /100 克，燕麦 10.4 克 /100 克，藜麦 7.9 克 /100 克，小米 4.6 克 /100 克，糙米 3.4 克 /100 克
豆类	红豆 12.7 克 /100 克，鹰嘴豆 11.6 克 /100 克，芸豆 10.5 克 /100 克，绿豆 6.4 克 /100 克，毛豆 4.0 克 /100 克

3. 坚果中除了含膳食纤维外，还含有多种营养成分，富含油脂成分可以润滑肠道，推荐食用奇亚籽、黑芝麻、熟榛子、熟腰果、松子仁等。

4. 酸奶和益生菌饮料可促进肠蠕动、改善肠道环境和软化粪便，起到缓解便秘的作用。

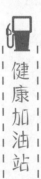

如果便秘比较严重，只通过饮食调节，治疗效果会比较缓慢。建议在饮食调节的基础上合理运用药物治疗，科学饮食调适发挥作用后，可在医师指导下逐渐减少药物直至停药，最后通过饮食调整促进肠道健康。

（汪桂琴　王华芬）

4. 便秘患者如何**运动锻炼**

正常情况下，人体肠道不断蠕动才能够及时消化和吸收食物中的营养成分，并将食物残渣和废物排出体外，而长期卧床者及久坐少动者往往肠蠕动过慢，容易引发消化不良、腹胀、便秘等现象。适度的身体活动能促进血液循环和肠蠕动，有助于预防便秘。因此，正确运动锻炼是科学缓解便秘的关键。

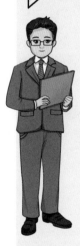

便秘人群可根据个体情况选择走路、慢跑、游泳、体操、太极拳、五禽戏、八段锦等运动方式锻炼，也可以通过有效呼吸、提肛、仰卧起坐等方式自我运动，加强肠蠕动、预防和缓解便秘，理想的运动量是微微出汗。建议在找到适合自己的运动方式后，将运动融入生活中，让运动成为一种生活习惯。推荐腹式呼吸、仰卧起坐及运动体操。

1. 腹式呼吸 端坐，闭目，双手十指交叉放于脐下，深呼吸。鼻吸气时，意想气达脐下，同时腹部隆起，呼气时缩唇，气从口中慢慢呼出，同时腹部回缩，整体为一次。每时每刻都可以练习。

2. 仰卧起坐 锻炼腹肌，仰卧床上，臀部和下肢不动，靠腹肌力量使上半身抬起。每 10 次为 1 组，每天 3~5 组，时间不限。

3. 运动体操 推荐采用"V"字形体操，即臀、手着地，上身后倾，双腿抬高，与眼平行，每次坚持 30 秒，每天做 20 次。

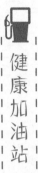

如果坏习惯不摒弃，再好的科学运动方法也不能有效缓解便秘。以下坏习惯需要注意避免：①口渴了才喝水；②久坐不动；③新鲜蔬菜、水果及粗粮摄入不足，不注意荤素搭配；④习惯性强忍便意；⑤排便时习惯看手机或报纸、杂志。研究表明，蹲坑时间超过 3 分钟就会导致肛门部位的静脉充血，从而诱发痔、便秘，甚至其他严重的肛肠疾病。

（汪桂琴　王华芬）

二

排尿困难
患者的照护

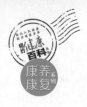

5. 为什么要**慎用挤压**的方式帮助排尿

排尿困难（如排尿费力，尿柱变细、力量变小，尿滴沥，尿不尽感等），以不恰当的挤压方式来促进排尿，有可能会使尿液回流肾脏，引起肾积水等严重病症，长此以往会对身体造成不可逆的损害。在憋尿致膀胱胀大、尿潴留的情况下，以不恰当的手法挤压排尿还可能导致膀胱破裂，出现血尿或无尿、腹膜炎，甚至可能大出血而引起休克。

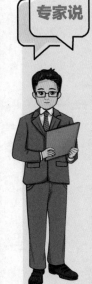

专家说

由于手法辅助排尿可能导致膀胱压力超过安全范围，存在潜在风险，适宜手法辅助排尿的患者群相对有限，也有严格的适用指征。一般只有部分病情稳定、已经接受尿道括约肌切断术、A 型肉毒毒素尿道括约肌注射术等降低膀胱出口阻力治疗的患者，排除相关风险后，方可选用，应用期间必须有医务人员指导，并长期严密随访。常用的手法辅助排尿方法如下。

1. Valsalva 屏气法 取坐位，腹部放松，身体前倾，屏气增加腹压，可双手同时抱住膝部或大腿，防止腹部膨出而使腹压下降。此法慎用于心脏病患者。

排尿困难　挤压方式　手法辅助排尿法

2. Crede 手压法 双手拇指置于髂嵴部，其余手指在耻骨上用力挤压下腹部膀胱区，也可握拳挤压，由脐部向耻骨方向滚动，将膀胱内尿液压出。此法不可与 Valsalva 屏气法合用。

3. 膀胱区刺激法 用手指轻叩下腹部或轻快地叩击耻骨区或会阴区，或者牵拉耻骨联合处、会阴部、大腿内侧毛发，或者用手快速摩擦大腿内侧（频率 80~100 次 / 分钟），或者挤压阴茎、刺激肛门部等来诱发反射性排尿。

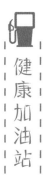

健康加油站

《脊髓损伤患者泌尿系管理与临床康复指南》指出，急性期脊髓损伤患者，即使是不完全性脊髓损伤，大多不能自主排尿，严禁为了诱发自主排尿而进行挤压、叩击膀胱等动作。

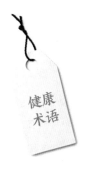

健康术语

尿潴留： 由于排尿困难导致膀胱内充满尿液而不能排出的现象，病因为机械性梗阻或动力性梗阻。尿潴留分为急性尿潴留和慢性尿潴留，前者发病突然，胀痛难忍，需积极解除病因，尽快恢复排尿；后者起病缓慢，可排尿但残余尿较多，可伴尿频、尿细、尿不尽感。

（汪桂琴　王华芬）

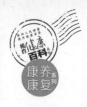

6. **居家导尿**宜选用什么方式

清洁间歇导尿是一种便于患者或照护者应用的排尿障碍解决方法，是指在清洁条件下，定时将导尿管经尿道或膀胱其他通道插入膀胱，规律排空尿液的方法，非常适宜居家使用。通常在病情基本稳定、患者及照护者积极配合、无须大量输液、饮水规律、无尿路感染的情况下开始应用。导尿频率根据患者自主排尿量与残余尿量多少来决定，一般每日不超过 6 次；随着残余尿量减少可逐步延长导尿间隔时间，当每次残余尿量＜100 毫升且连续 3 天时，可停止间歇导尿。

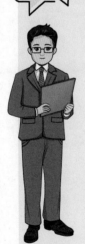

专家说

清洁间歇导尿技术应用

1. 体位　可以坐在马桶或轮椅上，也可以躺在床上进行，褪下裤子及内衣。

2. 准备　彻底清洁双手，准备好导尿管，如有需要可在导尿管末端连接尿袋。

3. 清洁　女性取消毒湿巾，从前向后清洗；男性需将包皮后拉，露出尿道口，取消毒湿巾从尿道口由内向外旋转清洁。

4. 导尿　①女性患者：轻柔而缓慢地将尿管插入尿道，直至尿液流出，继续向前推送 1~2 厘米，当尿液逐渐停止流出后，缓慢地水平拔除导尿管。②男性患者：提起阴茎，约与腹部呈 60°，轻轻挤压阴茎头打开尿道口，轻柔而缓慢地将导尿管插入尿道，直至可见尿液流出。当尿液停止流出后，调整身体姿态，稍向前移动并坐直，确保膀胱能够完全排空后，缓慢地水平拔除导尿管，每次拔出几厘米。

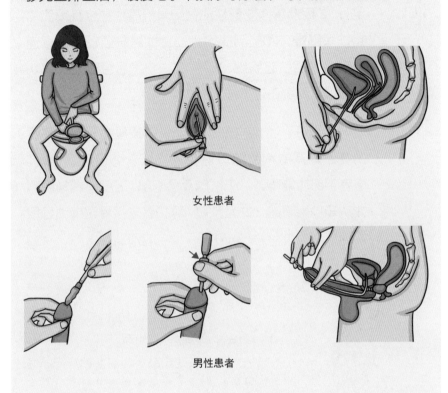

女性患者

男性患者

5. 处理导尿用物，女性清洁尿道周围区域，男性清洁龟头并复位包皮，清洗双手。

6. 记录排尿日记。

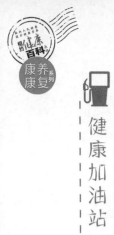

清洁间歇导尿有助于保护肾功能、恢复膀胱功能、降低尿路感染概率。

适应证：①逼尿肌功能障碍（活动不足或张力不足）；②尿潴留；③脊柱或盆骨骨折导致神经受损而引起排尿困难；④前列腺增大、女性膀胱颈较高或尿道狭窄、术后引起膀胱出口阻塞；⑤术后暂时性膀胱功能障碍、膀胱再造术或膀胱扩张术后。

禁忌证：①绝对禁忌证。尿道破裂或撕裂；膀胱内高压，需持续引流以避免肾损害。②相对禁忌证。患者手部功能障碍、无法触及会阴部、心理/精神障碍或认知功能障碍，并且家属/照护者未接受过辅助导尿培训。

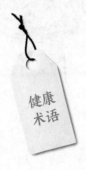

健康术语

神经源性膀胱：控制排尿功能的中枢神经系统或周围神经受到损害而引起的膀胱、尿道功能障碍。尿潴留或排尿功能障碍是其最常见的症状。

（汪桂琴　王华芬）

7. 清洁间歇导尿者
如何**制订饮水计划**

清洁间歇导尿者可以结合自己的饮食、饮水习惯及日常锻炼与护士建议制订适合自己的饮水方案。通过制订饮水计划并记录排尿日志，帮助摸清自身尿液生成节律，判断放尿时机，保持理想的膀胱容量。

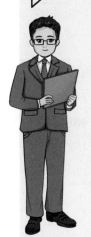

在安全容量及安全压力内排尿/导尿，有助于保持无菌或消除细菌尿，从而降低尿路感染的可能性。因此，制订与执行合理饮水计划是很重要的。

制订饮水计划的原则

首先，要控制每日总摄入水量为 1 500~2 000 毫升，饮水量包括所有液体的摄取，如静脉注射液、汤、粥、水、饮料、食物含水量（如水果）等。遇到特殊情况，如短时间大量出汗、腹泻等，需要根据个人情况适当调整饮水方案。

其次，每天早晨 6 点至晚上 8 点平均分配饮水量，单次饮水量不超过 400 毫升。短时间内大量饮水会造成膀胱过度充盈，对于膀胱功能可能造成损害。

最后，睡前 2 小时尽量避免饮水，并且睡前导尿，以防夜尿过多，无法好好休息。

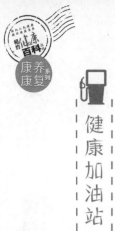
1. 参考饮水计划表（如下），饮水计划中应包含食物含水量。

时间	饮水计划	完成情况及备注说明
早餐	250~400 毫升水分、流质或粥类	
09：00—10：00	200 毫升水分	
午餐	250~400 毫升水分、流质或粥类	
15：00—16：00	200 毫升水分	
晚餐	250~400 毫升水分、流质或粥类	
20：00	200 毫升水分	

2. 常见食物含水量参考表（如下）。

食物	单位	重量(克)	含水量(毫升)
米饭	一中碗	100	240
米粥	一大碗	50	400
面条	一大碗	100	250
煮鸡蛋	一个	50	20
冬瓜		100	55
青菜		100	50
梨		100	70
桃		100	82

3. 饮水计划与清洁间歇导尿记录。

严格按照饮水计划控制摄入量，按照导尿时间点排放尿液，并准确记录液体摄入量和尿液排出量，单位精确到毫升；使用带有刻度的一次性杯子或专业尿量测量用具，测量单次排尿量，每次就诊或随访前连续 72 小时准确记录导尿日记；如有漏尿、疼痛、导尿时插管困难等特殊情况，也需详细记录。

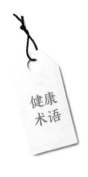

健康术语

尿路感染：由各种病原体引起的肾盂、输尿管、膀胱及尿道等部位的感染，以革兰氏阴性杆菌、淋球菌及衣原体感染等最为常见。

（汪桂琴　王华芬）

8. 如何进行**尿失禁**的卫生照护

近半数的老年人会有某种形式的尿失禁，尿失禁带来的不仅是身体不舒服，还会感到羞耻、慌张、尴尬，运用科学、有效的照护方法，既可以减轻照护者的照护压力和工作强度，又可以提升受照护者的自我照护能力并保持生活尊严。

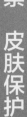

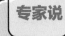

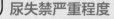

尿失禁严重程度

一般根据症状轻重可分为四度。

Ⅰ度：咳嗽使得腹内压增高时偶有尿失禁，可以正常参加社会活动。

Ⅱ度：任何屏气及使劲儿时都有尿失禁，内裤常被尿浸湿，需更换。

Ⅲ度：直立位时即有尿失禁，常浸湿外裤，有时尿液可能沿大腿往下流，需使用尿片。

Ⅳ度：直立位或平卧位时均有尿失禁，完全失去控制，需持续使用尿片。

尿失禁卫生照护

1. 保持皮肤清洁、干燥。及时清洗会阴部皮肤，勤换衣裤、床单、衬垫等。

2. 摄入适量液体。多饮水能够促进排尿反射，并可预防尿路感染。如无禁忌，每日摄入液体量2 000毫升左右，入睡前限制饮水，以减少夜间尿量。

3. 必要时应用接尿装置接取尿液。女性可用女式尿壶紧贴外阴部接取尿液，男性可用尿壶接尿，也可用阴茎套连接集尿袋接取尿液，但不宜长时间使用，每天要定时取下阴茎套和尿壶，清洗会阴部和阴茎，并暴露于空气中，同时评估有无红肿、破损。

4. 失禁护垫、纸尿裤可以有效应对尿失禁问题，且没有什么不良反应，但长期尿失禁者，可留置导尿管，定时放尿，避免尿液浸渍皮肤、发生压疮，更换导尿管要由护士完成。

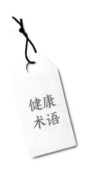

健康加油站

生活中有许多常见食物和饮料都会引发尿失禁，包括咖啡、茶、碳酸饮料、某些带酸味的水果（如橙子、葡萄柚、柠檬），以及带酸味的果汁。另外，辛辣食物，酒精，番茄和番茄制品（如番茄酱），糖、蜂蜜和人造甜味剂等也可引起尿失禁。

健康术语

尿失禁： 清醒状态下尿液不自主流出的现象。从尿道漏出的，称为尿道源性尿失禁，如神经源性膀胱；从其他腔道（如阴道）漏出的，称为尿道外尿失禁，如输尿管异位开口。

（汪桂琴　王华芬）

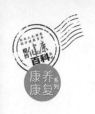

9. **排尿日记**怎么记

尿失禁　排尿日记

排尿日记是评估尿失禁患者日常状况的重要工具和主要检查手段。通过排尿日记可以了解排尿频率、每次排尿量、夜间尿量、夜尿次数、24 小时尿量、日间排尿次数、漏尿、遗尿和饮水量等重要信息，辅助制订膀胱训练计划，更好地训练、康复膀胱功能。

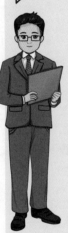

如何记录排尿日记

排尿日记应选择在一段典型的日常生活期间连续记录，以真实反映患者的排尿情况，至少 3 天，最好 7 天，记录每次的排尿量、每次的溢尿量与伴随症状，以及每次摄取液体的容量与种类。

如何计算排尿间期

计算每 24 小时排尿次数，将每天排尿次数相加计算出总排尿次数；用总排尿次数除以记日记总天数，计算出每天平均排尿次数；用 24 小时除以每天平均排尿次数，即可得到该段时间的平均排尿间期。例如，如果一个患者在星期一排尿 12 次、星期二排尿 14 次、星期三排尿 13 次，3 天共排尿 39 次；39 次除以 3 天，得出平均每天排尿 13 次，24 小时除以 13 次，得出平均排尿间期是 1.85 小时，远远低于排尿功能健康者（3 小时以上）。

排尿日记表

日期	月 日 星期（ ）					月 日 星期（ ）					月 日 星期（ ）					月 日 星期（ ）					月 日 星期（ ）					月 日 星期（ ）					月 日 星期（ ）				
时间	饮水量	自排	漏尿	导尿	其他	饮水量	自排	漏尿	导尿	其他	饮水量	自排	漏尿	导尿	其他	饮水量	自排	漏尿	导尿	其他	饮水量	自排	漏尿	导尿	其他	饮水量	自排	漏尿	导尿	其他	饮水量	自排	漏尿	导尿	其他
……																																			
总量																																			

注：单位为毫升，一张表格记录1周，时间栏注明具体时段，每个整点为一个时段，占据一行，最后一行为1天出入量的总和。

(1) 进水量包括水、汤、果汁、粥、酸奶、饮品等，每日总量不超过2 000毫升，不饮用刺激性的饮料和汽水，如含咖啡因的饮料和汽水，另外注意夜间睡眠前3小时尽量不饮水。

(2) 自主排尿量请在"自排"栏填写容量。

(3) 漏尿：尿湿裤子，尿湿床单，在"漏尿"栏上画＋，＋＋，＋＋＋。

(4) 其他：▼表示尿中带血，✕表示尿有臭味，●表示尿液混浊，◆表示尿中有沉淀物，◉表示插尿管困难，✕表示发热等，在"其他"栏填写症状符号。

健康加油站

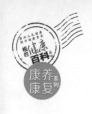

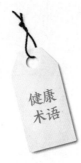

健康术语

漏尿：指尿液没办法控制而自主漏出尿道口的情况。

（汪桂琴　王华芬）

10. 如何选择**纸尿裤**

选择纸尿裤，不漏尿是关键，建议先买试用装进行体验。选择时可根据厂家的产品建议来选，但要注意不同厂家标称的体重与尺码可能有所不同。如果要吸得多，尺寸还不能大，需要选择更厚、吸收材料更多的纸尿裤。主流品牌一般都有加厚规格——加强型、加厚型、夜用型……名字不同，但都是一个意思。

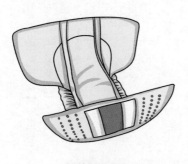

腰贴型纸尿裤

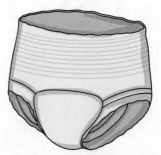

内裤型纸尿裤

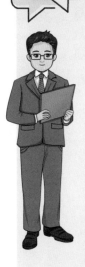

　　长期卧床伴随尿失禁者，失禁护理产品选择不当可能会引起瘙痒、湿疹、压疮等，重则引起皮肤感染、尿路感染等并发症，给个人及家庭都带来极大的困扰。

　　纸尿裤漏尿，最常见的原因为贴身不足，出现缝隙，如选择尺码过大、穿戴手法不当、翻身导致偏离中心线；尿量累积超过了纸尿裤吸收量也会导致漏尿，如纸尿裤吸收能力不够、喝水多导致尿多、纸尿裤更换间隔过长。另外，切勿 24 小时连续穿戴纸尿裤，尽量在两次排尿之间的间隔，给下身一段"呼吸"时间，透透气再穿。

不同类型纸尿裤有什么区别

类型		使用方式	简单说明
成人纸尿裤	腰贴型	腰两侧粘贴式穿脱（类似尿不湿）	适合无法行动或行动困难的成年人，如术后伤病卧床人群
	内裤型（拉拉裤）	如内裤一般穿脱	适合有活动能力的成年人，穿上活动轻松自由
日用 / 夜用成人纸尿片		垫在拉拉裤或是腰贴型纸尿裤里面使用	配合不同类型的纸尿裤，适用于所有人群，可以根据白天、夜晚选用不同尺寸、不同吸收量的纸尿片
护理垫		展开铺上	防止弄脏物体，减少清洁工作

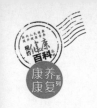

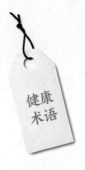

皮肤过敏： 长期使用失禁护理用品导致的皮肤红肿、瘙痒、皮疹等症状，与体质状况有关，也可能与纸尿裤的原料与质量有关。一般口头常说的"过敏"，很多时候并不是真正的皮肤过敏，而是失禁性皮炎，与婴儿的"红屁股"是一类问题。

（汪桂琴　王华芬）

第十章

烧、烫伤照护

烧、烫伤
处理和照护

1. 发生**烧、烫伤**后怎么办

烧、烫伤是日常生活中常见的外伤，调查资料显示，约 50% 的烧、烫伤发生在家庭环境中。烧、烫伤后早期处理不当不仅会造成疼痛、肿胀等症状加重，还易导致创面和伤口的扩大、感染，影响治疗时机和造成不良后果，因此，烧、烫伤后正确处理十分重要。

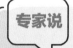

发生烧、烫伤后的正确处理方法

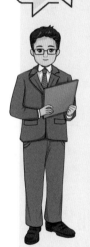

1. 立即脱离热源　发生火灾时马上离开火灾现场；衣物着火应立即脱去衣物，或就地打滚压灭，或用大量水灭火；气体或固体烫伤时，快速脱离致伤环境；强酸、强碱烧伤应立刻脱掉衣物并用大量清水冲洗；如果触电，应立即脱离危险环境，关闭电源。

2. 伤后紧急处理　居家发生烧、烫伤，谨记冲、脱、泡、盖、送"五字箴言"。①冲：用流动的冷水冲洗创面 20~30 分钟，以降低创面温度，减轻进一步组织损伤，也可减轻疼痛；②脱：冲洗后小心去除衣物，当衣服粘在皮肤上时，切忌强行拉扯脱衣，应用剪刀剪开衣服后脱下；③泡：持续在冷水中浸泡 10~30 分钟以缓解疼痛；④盖：用无菌纱布或干净的棉布覆盖创面以预防感染；⑤送：送医院及时就诊，特别是烧、烫伤较严重时。

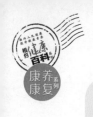

烧、烫伤早期处理要注意哪些问题

　　1. 不要乱涂抹　民间有烧、烫伤后涂抹酱油、牙膏、鸡蛋等做法，这些做法不仅无效，还容易造成感染，影响伤情判断及伤口处理。

　　2. 不宜使用创可贴或胶布直接包伤口　因容易损伤创面或新生长的组织。

　　3. 不要用颜色深的药水涂抹　如不使用红药水、紫药水等，因这些药水会影响医师对伤情的判断。

　　4. 不要刺破水疱、撕掉受损皮肤　自行刺破水疱容易引起感染，破损的皮肤有保护创面的作用。伤口应该由专业医务人员或在医师指导下进行处理。

（李奎成　王华芬）

2. 烧、烫伤**后遗症**有哪些

　　烧、烫伤会有后遗症吗？在生活中，有的人烧伤看起来很严重，创面起了大大的水疱，肿胀和疼痛都很明显，但恢复后没有任何影响，甚至不留一点儿瘢痕；而有的人烧伤后没有明显疼痛，最终却留下了明显的瘢痕，甚至关节变形。其实并不是所有烧伤都会有后遗症，早期正确的处理和康复治疗有利于预防后遗症的发生。

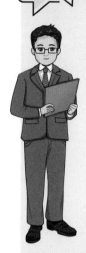

烧、烫伤早期常见的症状和表现

1. **皮肤及黏膜损害** 烧、烫伤主要表现为皮肤红肿、水疱、损毁，甚至伤及皮肤下的肌肉、骨骼等组织。

2. **肿胀和疼痛** 是烧、烫伤早期最常见的表现。

3. **全身表现** 可出现恶心、头晕、心悸，甚至意识障碍，严重者出现昏迷、心搏骤停等。

4. **合并症表现** 如合并其他损伤，则会有相应的表现。

烧、烫伤中后期常见的表现和功能障碍

由于烧、烫伤本身较严重、早期治疗或处理不当、没有进行系统康复治疗，烧、烫伤中后期可能会遗留后遗症，常见后遗症包括以下几方面。

1. **瘢痕** 是烧伤创面愈合后的常见表现，特别是深度烧伤发生率非常高。瘢痕增生主要表现为颜色发红、质地变硬、高出皮肤，可能伴有疼痛和瘙痒。

2. **挛缩及畸形** 挛缩是烧伤中后期常见表现，包括瘢痕挛缩和关节挛缩，表现为瘢痕拉紧呈条索状、扭曲甚至形成树根状，关节活动受限，严重者出现畸形。

3. **运动功能障碍** 表现为关节活动障碍、肌力减退、平衡协调障碍、步行障碍、手功能障碍等。

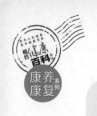

4. 感觉障碍　表现为感觉减退、感觉过敏、疼痛、瘙痒等。

5. 情绪心理障碍　表现为烦躁易怒、焦虑、抑郁、性格改变等。及时正确的治疗和良好的家庭支持可以减轻或治愈情绪心理障碍。

6. 生活自理能力障碍　表现为步行、进食、穿衣、如厕、洗澡、个人卫生等活动障碍。

7. 工作能力障碍　表现为工作能力下降，甚至完全不能参加工作。

8. 社会交往障碍　表现为不合群、不愿意参加社会活动，甚至不愿意外出等。

（李奎成　王华芬）

3. 烧、烫伤后
如何进行**居家照护**

烧、烫伤后居家照护是困扰很多人的问题，如瘙痒能不能挠、水疱怎么处理等，还有就是烧伤后能不能活动，什么时候活动，等等。那么烧、烫伤后如何进行居家照护呢？

烧、烫伤后的居家照护

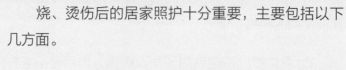

烧、烫伤后的居家照护十分重要，主要包括以下几方面。

1. 烧、烫伤早期 创面尚未愈合，还有肿胀和疼痛。这时候主要是创面的护理，保持创面干净、清洁，定期换药；休息时保持合理的体位，预防挛缩；保持合理的饮食和充分的睡眠；正确认识和对待烧、烫伤，保持良好心态和康复的信心。家属除一般照顾外，还要多关心、鼓励患者积极面对烧、烫伤。

2. 烧、烫伤中期 创面已愈合，开始出现瘢痕增生，甚至出现功能障碍。此时主要是预防瘢痕增生和挛缩，保持合理体位和适当的活动；保持瘢痕的清洁、湿润；及时、正确清理"死皮"，正确方法是用清洁温水浸泡 15 分钟后用棉签轻轻擦除，不能擦除的用镊子轻轻提起后用剪刀剪除，切忌手撕；自我按摩增生的瘢痕，按摩重点是关节部位、瘢痕增生明显部位、挛缩部位；正确使用矫形器、压力衣、硅胶贴等用品；进行自我康复锻炼；进行力所能及的日常活动。

3. 烧、烫伤后期 瘢痕不再增生或已成熟，此时主要是尽快恢复正常的日常生活、工作和社交活动。保护皮肤，避免再次损伤；养成良好的饮食和生活习惯，保持良好心态；尽快重返工作岗位和正常的社会活动。

关键词

烧伤 烫伤 居家照护 护理

居家照护注意事项

1. 保持创面、瘢痕处清洁，避免污染，不乱涂抹未经医师允许使用的药物、偏方。

2. 避免抓、挠瘙痒的创面、瘢痕，采用轻拍或按摩的方式处理。

3. 如果创面、瘢痕出现水疱，不要自行刺破，更不能撕掉，小的水疱无须处理，可自行吸收，大的水疱可用清洁的注射器抽出，情况严重者需到医院进行专业处理。

4. 摄入优质高蛋白饮食，避免吃辛辣、刺激性食物。

5. 保持合理运动，以预防瘢痕增生、挛缩，保持关节的正常活动。

（李奎成　王华芬）

二

烧、烫伤
康复

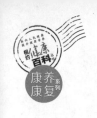

4. 烧、烫伤后**挛缩**怎么办

关键词

烧伤 烫伤 挛缩 体位处理

挛缩是烧、烫伤后常见的问题，也是影响肢体功能的重要原因。在烧、烫伤早期，为避免疼痛，患者常常保持在"舒适"体位，如四肢屈曲蜷缩位，而长期保持这种舒适的体位是最容易发生挛缩的。那么，烧、烫伤后挛缩能不能预防呢？出现了挛缩要怎么处理呢？

专家说　烧、烫伤后挛缩的预防

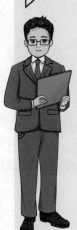

　　烧、烫伤后挛缩预防的关键，一是保持良好的预防挛缩体位，二是早期正确地活动。

　　有瘢痕缩短拉紧趋势的位置就是易挛缩的位置。如颈前部烧、烫伤，由于瘢痕挛缩而使抬头、抬下颌困难，甚至牵拉致闭嘴困难，正确的处理是保持颈前部拉伸的位置，在仰卧位休息时不用枕头，或是将枕头放于脖子后面而不是头后面。如果是颈后部烧、烫伤，则相反，需保持低头的位置，在仰卧位时枕头垫于头后使头部抬高而对颈后部有适当的拉伸。当全身大面积烧、烫伤时，体位摆放如下图所示。

　　保持关节的活动是预防挛缩最为有效的方法。在卧床期，没有烧、烫伤的肢体保持正常的活动，受伤的肢体在医师的指导下进行轻柔的被动活动，一般上肢烧、烫伤术后 3~5 天就可进行主动活动，下肢烧、烫伤术后 5~7 天可在绷带缠绕的情况下下地活动。

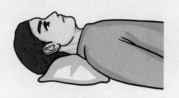

颈前部烧伤预防挛缩体位

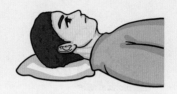

颈后部烧伤预防挛缩体位

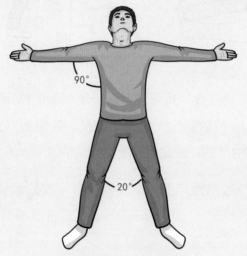

全身大面积烧伤预防挛缩体位

肢体发生了挛缩怎么办

对于已经发生的挛缩，常用的治疗方法包括以下几种。

1. 牵伸 根据牵伸力来源的不同分为他人帮助的被动牵伸、利用器械或工具的被动牵伸和自我主动牵伸。如小腿烫伤所导致的小腿后下部瘢痕挛缩及踝关节跖屈挛缩（就是平常说的脚跟不能着地或不能勾脚尖），可以由家人牵伸踝关节，利用毛巾牵伸，站立位利用重力进行牵伸、弓步牵伸。

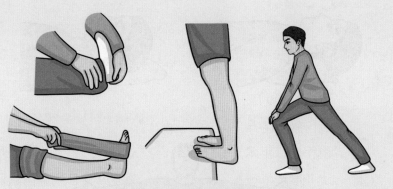

肢体发生挛缩后的牵伸照护

2. 应用矫形器 矫形器可起持续牵伸的作用，其优点是作用时间持久，疗效肯定。需注意的是，应用矫形器要遵守小负荷、长时间的原则，避免过强、过大牵伸。

3. 理疗或热敷 部分理疗和热敷可改善瘢痕或关节挛缩，可在医师或康复治疗师指导下进行，但需注意的是热疗有可能加重瘢痕增生，在瘢痕增生期慎用。

（李奎成　王华芬）

5. 烧、烫伤后如何预防和治疗**瘢痕**

瘢痕是烧、烫伤后最为常见的表现，也是影响身体功能、心理状况和回归社会的重要因素。那么，烧、烫伤后一定会产生瘢痕吗？怎么预防和治疗瘢痕？

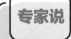

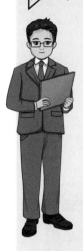

烧、烫伤后一定会产生瘢痕吗

瘢痕是烧、烫伤（特别是深度烧、烫伤）愈合过程中常见的表现，但并不是所有烧、烫伤都会产生瘢痕。瘢痕的产生与很多因素有关，包括烧、烫伤的严重程度、手术方式、康复治疗及遗传因素等。Ⅰ度和浅Ⅱ度烧伤一般不产生瘢痕，深Ⅱ度及Ⅲ度烧伤常导致瘢痕，需要进行预防和治疗。

如何预防瘢痕的发生

烧、烫伤瘢痕虽然不能完全避免，但可在一定程度上预防，常用的方法如下。

1. **体位和运动** 良好的体位、主/被动活动可预防瘢痕，特别是瘢痕挛缩。

2. **压力治疗** 可预防和减轻瘢痕的生成、增生，促进瘢痕成熟。一般深Ⅱ度以上烧伤或超过3周愈合的创面需要预防性压力治疗。

3. **保持创面清洁** 避免感染。

4. **避免对瘢痕的刺激** 反复抓破新愈合的皮肤容易导致瘢痕增生。

5. **正确使用药物** 部分药物具有预防瘢痕的作用，需在医师指导下使用。

关键词

烧伤 烫伤 瘢痕 压力治疗

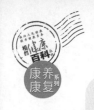

6. 慎用热疗 热敷、热水泡洗等可加速血液循环、促进瘢痕增生，瘢痕成熟前慎重选用热疗。

7. 避免日晒 瘢痕成熟前应避免阳光照射到受伤的皮肤、创面及瘢痕组织。

如何进行烧、烫伤瘢痕的居家康复治疗

瘢痕的治疗有多种方法，居家康复时常采用以下方法。

1. 压力治疗 是烧、烫伤后瘢痕的常规治疗方法，也是大面积烧、烫伤的首选治疗方法。压力治疗需长期坚持，直到瘢痕成熟为止，居家压力治疗首选压力衣。

2. 瘢痕按摩 是常用的瘢痕自我治疗手段，特别是关节处、局部增生较明显处及挛缩的瘢痕。

3. 硅酮凝胶治疗 如常用的瘢痕贴，有软化瘢痕、抑制增生的作用，常用于面部、手部等小面积瘢痕。

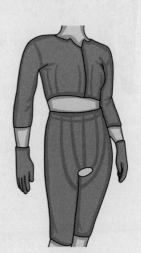

压力衣

4. 保持肢体运动 活动和运动是预防和治疗瘢痕、降低瘢痕影响的常用手段。不管选择上述哪种治疗方法，都要保持合理的活动和运动。

（李奎成　王华芬）

6. 烧、烫伤后**瘙痒**怎么办

　　瘙痒是烧、烫伤恢复过程中常见的症状，是困扰很多烧、烫伤患者的问题，特别是晚上更明显，严重时还会影响睡眠乃至出现心理状况。烧、烫伤后瘙痒要怎么处理？有没有办法可以有效缓解？

烧、烫伤后瘙痒的原因

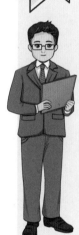

　　烧、烫伤后瘙痒发生率极高，其发病机制还不完全清楚，创面修复、瘢痕增生、炎症刺激、创面周围皮肤的改变、神经损伤与再生，以及精神、心理因素均可导致。瘙痒的程度受年龄、性别及烧、烫伤面积、深度、治疗方式等因素影响。

烧、烫伤后瘙痒怎么治疗

　　烧、烫伤后瘙痒可进行以下居家治疗。

　　1. 药物治疗　常用药物包括抗组胺药物（如苯海拉明、异丙嗪、氯雷他定等）、中枢性药物（如纳曲酮、普瑞巴林、加巴喷丁）、局部外用药物（如纳米银敷料和贴剂），具体请在医师指导下使用。

　　2. 压力治疗　可以抑制瘢痕增生，并有止痒效果。但需要注意的是，刚开始穿戴压力衣时可能会使瘙痒加重，坚持使用 1~2 周后瘙痒会明显减轻。

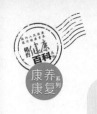

3．冷疗　保持环境较低温度可以缓解瘙痒，如开启空调冷风、洗冷水澡等可以缓解瘙痒，严重的瘙痒可采用冰敷治疗。

4．按摩　局部按摩和轻轻拍打可缓解瘙痒症状。

5．保持良好心态，专注于喜欢做的事情　通过做自己喜欢的事情来分散注意力，也可以在一定程度上缓解瘙痒症状。

烧、烫伤后瘙痒的注意事项

1．保持创面清洁，预防感染，抑制瘢痕增生。

2．生活起居规律，保持良好睡眠，戒烟戒酒。

3．饮食规律，多食富含维生素Ａ、维生素Ｃ的蔬菜、水果，多吃牛奶、鸡蛋等高蛋白、易消化食物，避免进食辛辣和刺激性食物，避免饮浓茶、咖啡等刺激性饮品。

4．穿着宽松、舒适，避免穿戴可能引起皮肤刺激的织物、饰品。压力衣虽紧，但可抑制瘢痕增生和缓解瘙痒症状，应坚持使用。

5．瘙痒时切忌抓、挠，避免形成"痒 - 抓 - 更痒"的恶性循环，可用轻轻拍打的方式止痒。

（李奎成　王华芬）

7. 烧、烫伤后
如何进行**居家康复**

烧、烫伤的恢复是个较为长期的过程，特别是严重烧、烫伤，瘢痕成熟至少需要 6 个月，一般需 1~2 年时间，因此，出院回家后也需进行康复治疗。

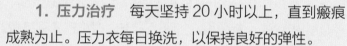

烧、烫伤居家康复治疗方法

1. 压力治疗 每天坚持 20 小时以上，直到瘢痕成熟为止。压力衣每日换洗，以保持良好的弹性。

2. 运动锻炼 包括关节活动度练习、力量性练习、协调性练习等。创面愈合前避免大范围活动和剧烈运动。

3. 日常生活活动练习 日常活动有助于维持良好的肢体功能和提高生活自理能力，在保证安全的情况下，需尽早进行力所能及的日常活动和参与家务活动。如有需要，可以使用辅助器具帮助完成。

4. 社会参与性活动 包括兼职或全职工作、社交活动、娱乐休闲活动等，如与朋友聚会、外出看电影、外出就餐、参与子女或家庭成员的社会活动等，可以借助辅助器具的帮助进行活动。

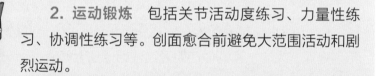

5. 其他治疗和练习　包括保持良好的肢体体位以预防挛缩、自我或在家人帮助下按摩瘢痕等。

烧、烫伤其他注意事项

1. 保持良好的心态和规律的生活活动；戒烟戒酒，饮食、睡眠规律，禁食辛辣和刺激性食物。

2. 保持创面、瘢痕的清洁。每日用温水清洁皮肤、瘢痕，清除死皮和碎屑；使用婴儿霜、羊脂膏、瘢痕膏等保持瘢痕湿润，避免过于干燥；存在创面时注意包扎伤口，避免污染，预防伤口感染。

3. 做好日常防护，保护皮肤和创面。保护破损、感觉障碍的创面和皮肤，避免再次擦伤、碰伤、烫伤；外出时做好防护措施，在瘢痕成熟前避免阳光照射瘢痕。

4. 出现水疱是瘢痕愈合过程中常见的现象，小的水疱无需特别处理，大的水疱需要使用清洁注射器抽出疱液，情况严重者及时到医院进行处理。

（李奎成　王华芬）

8. 烧、烫伤后**外出**怎么办

　　尽管经过了成功的手术治疗和康复，仍会有部分烧、烫伤患者会遗留瘢痕、运动功能障碍、感觉障碍，特别是身体外露部分的瘢痕，让很多人担心和害怕别人的目光，不敢走出家门。那么，有什么办法可以让烧、烫伤患者放心走出家门呢？

烧、烫伤后外出技巧

　　1. 调整心态，正确认识自己，不要在意别人的目光。

　　2. 提前规划好外出活动内容和线路，预计可能存在的困难和解决办法。开始时可先到人员较少的地方活动或非高峰时段进行活动，逐步过渡到正常参与各种活动。

　　3. 熟知自身瘢痕及容貌特点，选择颜色匹配、遮瑕作用强的化妆品，并学习遮瑕化妆技巧来减轻影响。

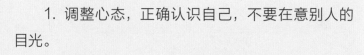
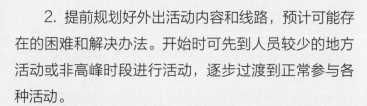

　　4. 通过小饰品遮盖瘢痕或转移他人注意力。如颈部瘢痕可通过漂亮的丝巾进行遮挡，手部可以戴上与季节相适应的手套，胳膊可以用防晒袖保护和遮挡，面部可以用丝巾、口罩遮挡，也可以通过对比强的饰品来转移别人的注意力，如一条漂亮鲜艳的丝巾。

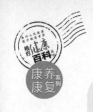

5. 可以通过贴纸文身让瘢痕变成装饰。如颈部、肢体上的小瘢痕贴成漂亮的花朵，胳膊上的瘢痕贴成龙的形状等。

6. 专注于所从事的活动或工作，用优势和成绩来弥补肢体的不足。

7. 排除环境的障碍。通过家庭、社区的无障碍环境改造及借助辅助器具，实现外出和参与社会活动，如可以借助轮椅、拐杖等辅助器具外出。

（李奎成　王华芬）

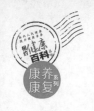

相约健康
百科 丛书

人物关系介绍

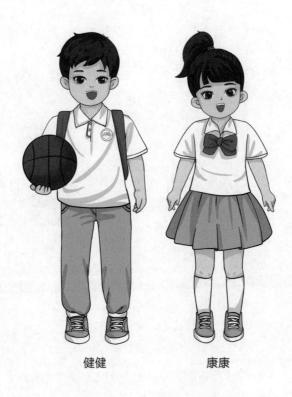

健健　　　　　　康康

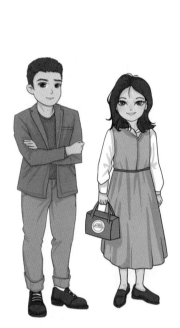

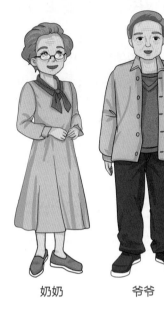

奶奶　　　　　爷爷

爸爸　　　　妈妈

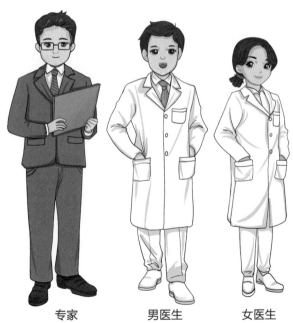

专家　　　　　男医生　　　　女医生

图书在版编目（CIP）数据

居家康养康复怎么办 / 陈作兵，胡大一主编 .
北京 ： 人民卫生出版社，2024. 7. --（相约健康百科
丛书）. -- ISBN 978-7-117-36647-2

I. R493-49

中国国家版本馆 CIP 数据核字第 20240VD445 号

人卫智网	**www.ipmph.com**	医学教育、学术、考试、健康，
		购书智慧智能综合服务平台
人卫官网	**www.pmph.com**	人卫官方资讯发布平台

相约健康百科丛书

居家康养康复怎么办

Xiangyue Jiankang Baike Congshu

Jujia Kangyang Kangfu Zenmeban

主　　编：陈作兵　胡大一
出版发行：人民卫生出版社（中继线 010-59780011）
地　　址：北京市朝阳区潘家园南里 19 号
邮　　编：100021
E - mail：pmph @ pmph.com
购书热线：010-59787592　010-59787584　010-65264830
印　　刷：北京盛通印刷股份有限公司
经　　销：新华书店
开　　本：710×1000　1/16　印张：24
字　　数：311 千字
版　　次：2024 年 7 月第 1 版
印　　次：2024 年 8 月第 1 次印刷
标准书号：ISBN 978-7-117-36647-2
定　　价：75.00 元

打击盗版举报电话：010-59787491　E-mail：WQ @ pmph.com
质量问题联系电话：010-59787234　E-mail：zhiliang @ pmph.com
数字融合服务电话：4001118166　E-mail：zengzhi @ pmph.com

52检